子どもの
ネット・ゲーム依存
問題解決ガイド

森山 沙耶

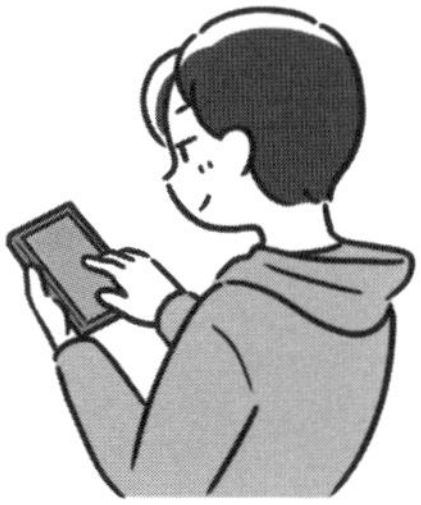

Gakken

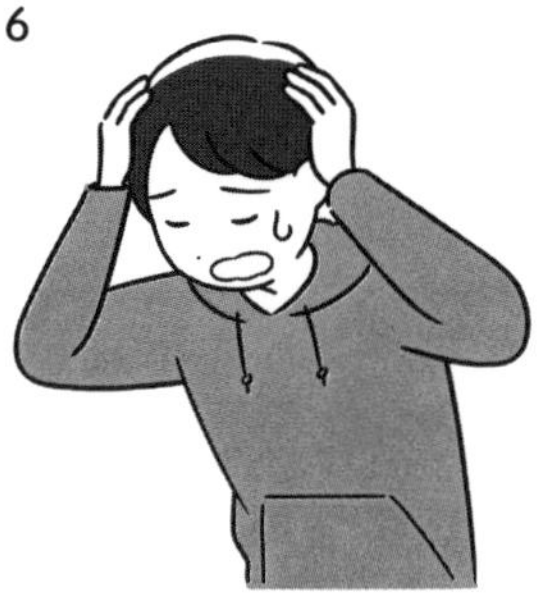

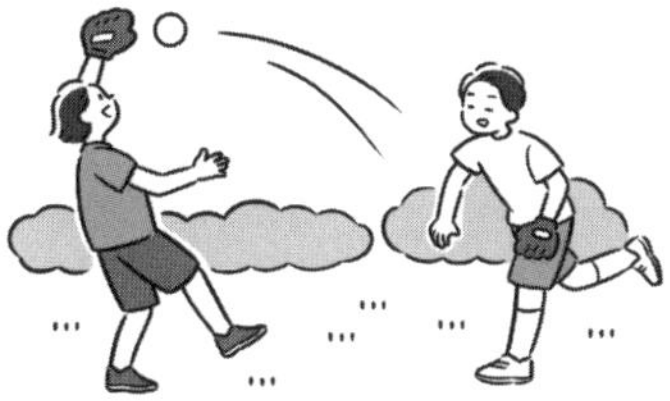

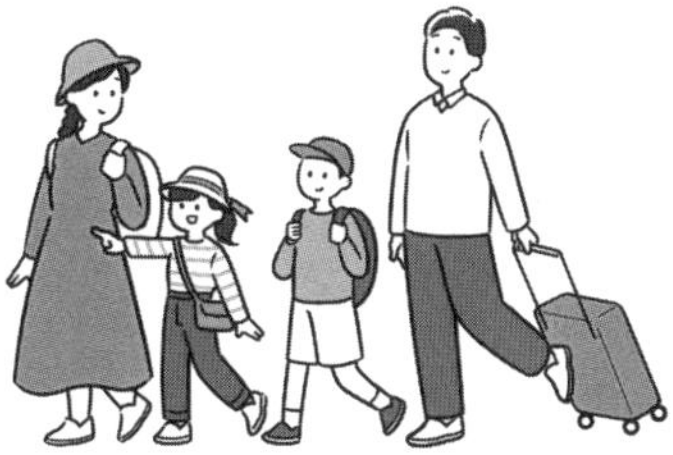

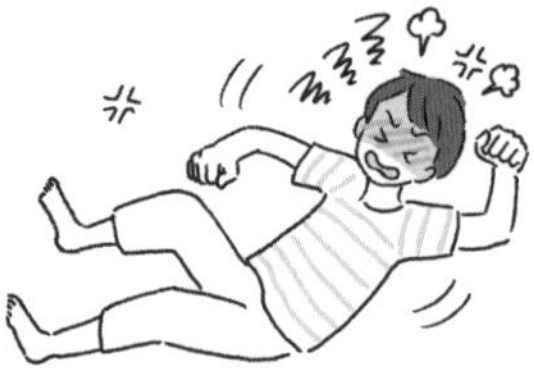

第3章

第4章

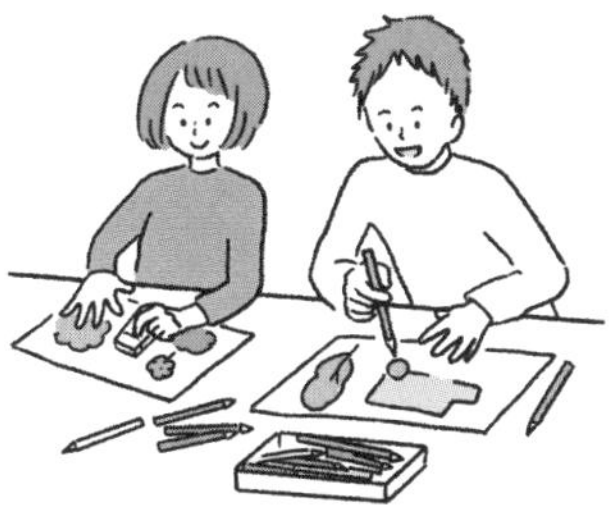

はじめに

オンラインゲームや動画、SNSなどインターネットは、多くの人にとって生活の中で当たり前にあるものです。

学校現場では、GIGAスクール構想により、児童生徒に一人一台タブレットやパソコンなどのICT端末が配布され、学習場面でもインターネットが日常的に使われるようになりました。また、国内ではeスポーツが急速に発展し、各地でeスポーツの大会が開催され、子どもたちにとってプロゲーマーは憧れの職業の一つです。

子どもたちの会話は、ゲームや動画、SNSの占める割合が大きい一方で、移り変わりの激しいネットの世界に大人はついていくのにひと苦労という状況です。

そのような現代において、インターネット依存やゲーム依存が社会的に問題となっています。生活や健康面に支障が出ていても、ネットやゲームをやめられない状態になることがあります。そういった依存が疑われるケースでは、家庭内で親子の対立が頻繁に起こってしまい、子どももその保護者も苦しんでいます。

私は、2019年から民間会社でネット・ゲーム依存を専門に予防啓発と回復支援を行う事業を立ち上げ、そこで当事者や家族のカウンセリング、講演活動に取り組んできました。その中で、依存になり、深刻な状況に苦しんでいる家族に出会いました。また依存とまではいかなくても、子どものネットやゲームについてどう関わったらよいのか悩んでいる保護者の方々が、数知れずいらっしゃる現実に直面しました。私自身も2児の母であり、他人事ではありません。

なんとか世の中のネット・ゲームの問題に悩む子どもたちと保護者の方々が親子関係を良好に保ちながら、問題解決をしていくことに役立ちたいという思いで本書を執筆しました。

我が子はネット・ゲーム依存かもしれないと心配や不安を抱える家族に、依存を予防しながらネット・ゲームと上手に付き合っていくための工夫を紹介します。子どもがネットやゲームを楽しみ、興味や学びを得られるツールとして活用できるよう、本書がその助けになることを願っています。

ネット・ゲーム依存予防回復支援MIRA-i（ミライ）　臨床心理士　森山沙耶

ネット・ゲームにハマったケースあるある

動画、オンラインゲーム、SNSなど、どのインターネットコンテンツにハマっているのか、どういう問題が起きているのかは人それぞれ異なります。子どもがネットやゲームにのめり込んでしまい心配なケースを3つ紹介します。どういうサポートや関わりが必要になるのか、ケースをとおして見ていきましょう。

ケース1 ネット・ゲームに夢中で、勉強が手につかないマサトくん（小学生）

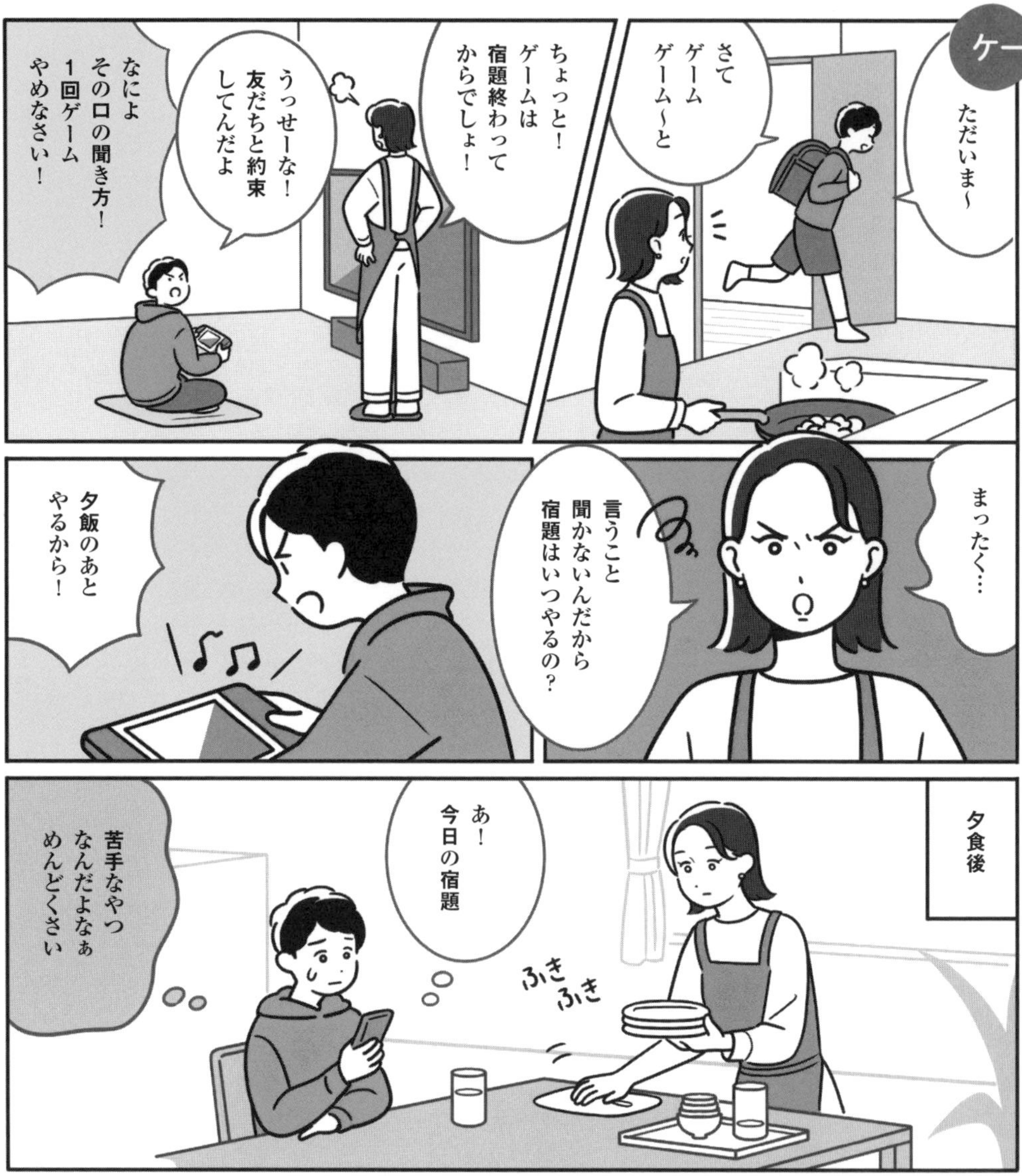

ただいま〜
さて ゲーム ゲーム〜と
ちょっと！ゲームは宿題終わってからでしょ！
うっせーな！友だちと約束してんだよ
なによ その口の聞き方！1回ゲームやめなさい！
まったく…
言うこと聞かないんだから宿題はいつやるの？
夕飯のあとやるから！
夕食後
あ！今日の宿題
ふき ふき
苦手なやつなんだよなぁ めんどくさい

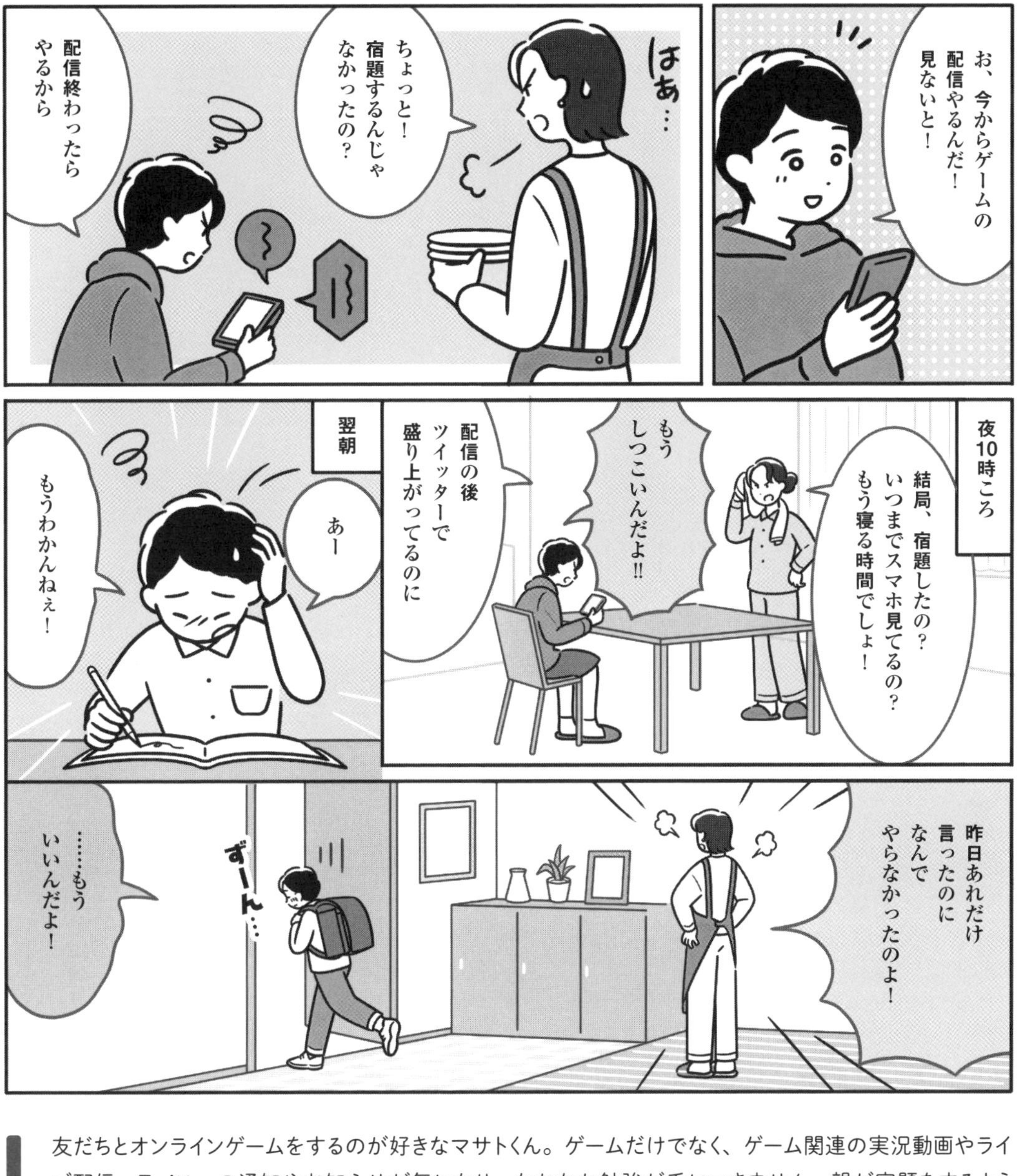
お、今からゲームの配信やるんだ！見ないと！
はぁ…
ちょっと！宿題するんじゃなかったの？
配信終わったらやるから
夜10時ころ
結局、宿題したの？いつまでスマホ見てるの？もう寝る時間でしょ！
もうしつこいんだよ!!
配信の後ツイッターで盛り上がってるのに
翌朝
あー
もうわかんねぇ！
昨日あれだけ言ったのになんでやらなかったのよ！
ずーん…
……もういいんだよ！

友だちとオンラインゲームをするのが好きなマサトくん。ゲームだけでなく、ゲーム関連の実況動画やライブ配信、Twitterの通知やお知らせが気になり、なかなか勉強が手につきません。親が宿題をするよう促しても、ケンカになってしまいます。このような場合には、ネット・ゲームの時間帯や声かけを工夫して、ネット・ゲームと上手に付き合えるようサポートすることが必要になります。

ケース❷

オンラインゲームで生活リズムが乱れ部屋にこもるサトルくん（中学生）

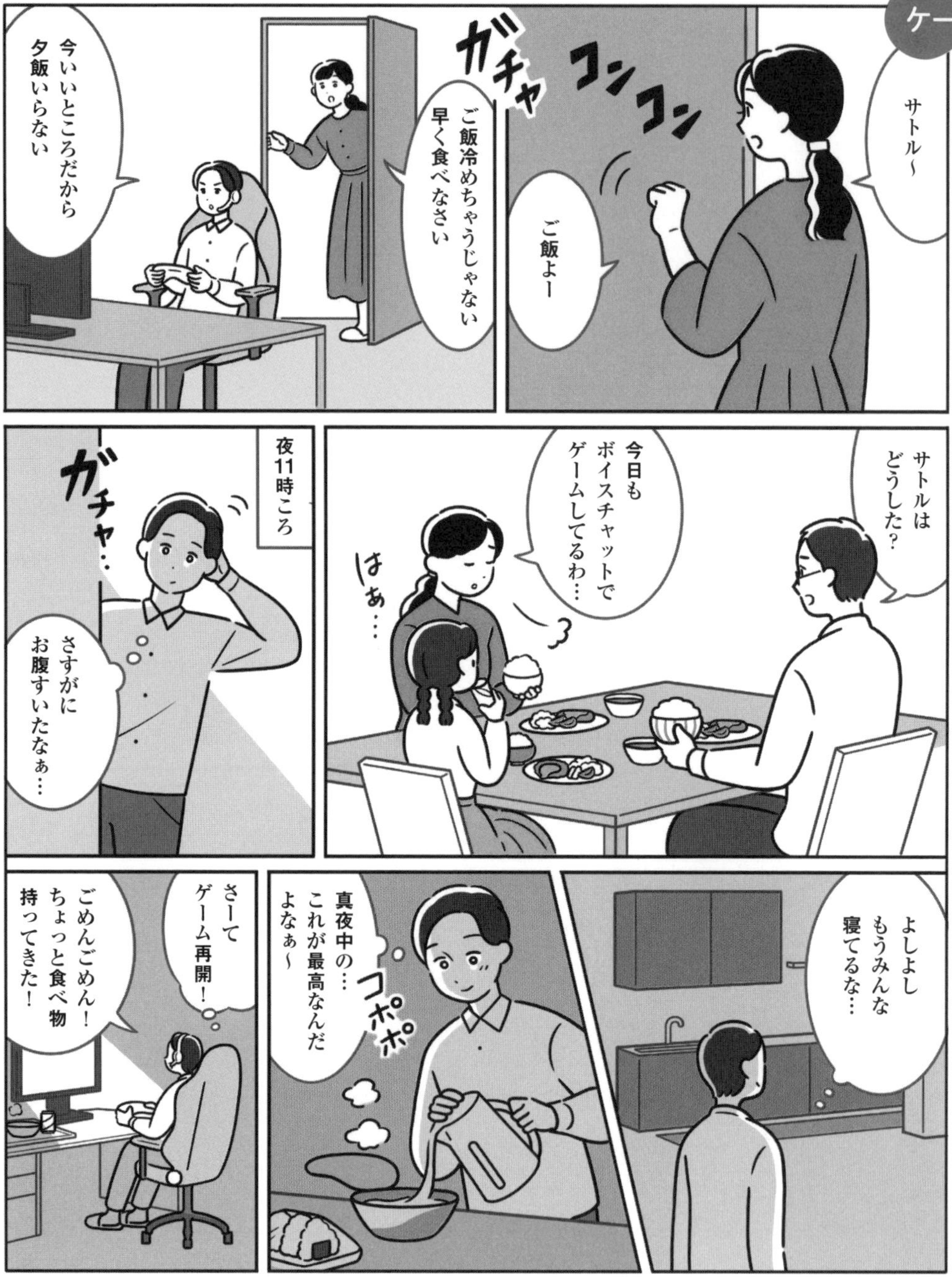
サトル～
ご飯よー
コンコン
ガチャ
ご飯冷めちゃうじゃない早く食べなさい
今いいところだから夕飯いらない
サトルはどうした？
今日もボイスチャットでゲームしてるわ…
はぁ…
夜11時ころ
ガチャ…
さすがにお腹すいたなぁ…
よしよしもうみんな寝てるな…
真夜中の…これが最高なんだよなぁ～
コポポ
さーてゲーム再開！
ごめんごめん！ちょっと食べ物持ってきた！

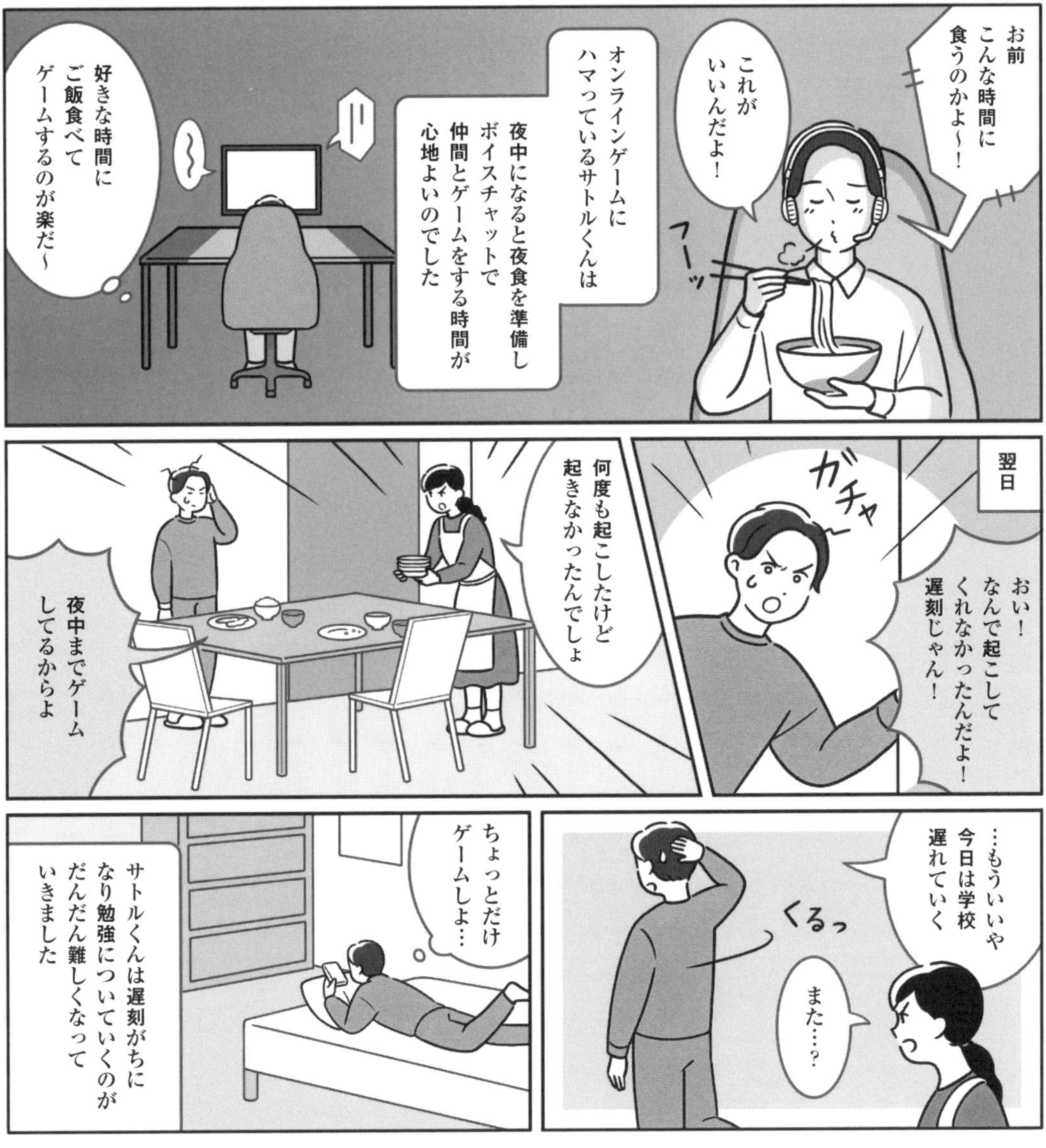
お前
こんな時間に
食うのかよ〜！
これが
いいんだよ！
フーッ
オンラインゲームに
ハマっているサトルくんは
夜中になると夜食を準備し
ボイスチャットで
仲間とゲームをする時間が
心地よいのでした
好きな時間に
ご飯食べて
ゲームするのが楽だ〜
翌日
ガチャ
おい！
なんで起こして
くれなかったんだよ！
遅刻じゃん！
何度も起こしたけど
起きなかったんでしょ
夜中までゲーム
してるからよ
…もういいや
今日は学校
遅れていく
くるっ
また…？
ちょっとだけ
ゲームしよ…
サトルくんは遅刻がちに
なり勉強についていくのが
だんだん難しくなって
いきました

オンライン上の仲間とオンラインゲームをしていて部屋から出てこなくなったサトルくん。ゲームに打ち込む一方で、家族と一緒の食事をとらなくなり、夜中にもゲームをするようになっていました。生活リズムが乱れて、学校の遅刻が増えてくるようになると、授業にもついていけなくなる可能性も。まずは、生活リズムを整えることをサポートできるとよいでしょう。

ケース③

SNSでの反応が気になってスマホを手放せないユキさん（中学生）

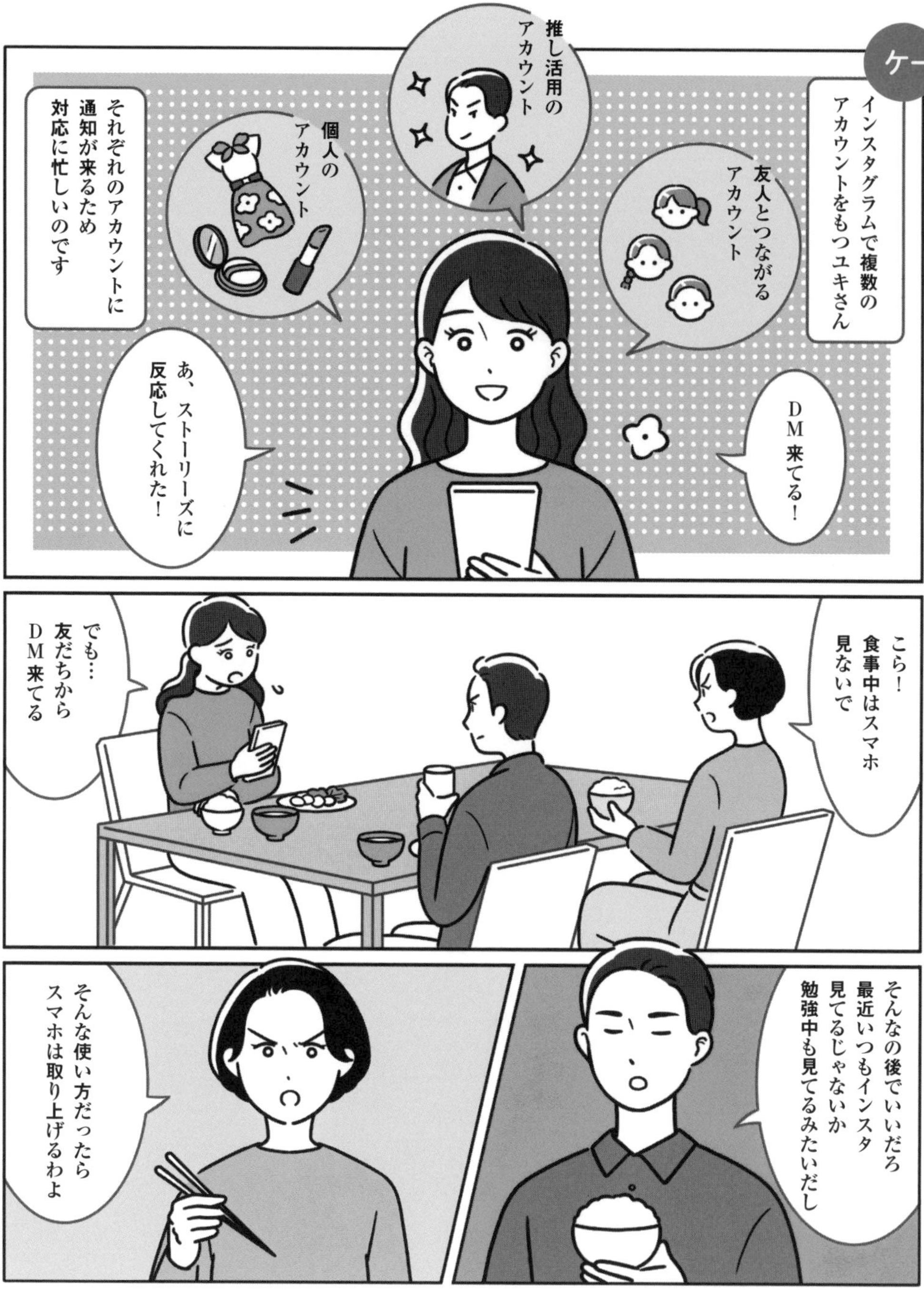

インスタグラムで複数のアカウントをもつユキさん
友人とつながるアカウント
推し活用のアカウント
個人のアカウント
それぞれのアカウントに通知が来るため対応に忙しいのです
DM来てる！
あ、ストーリーズに反応してくれた！
こら！食事中はスマホ見ないで
でも…友だちからDM来てる
そんなの後でいいだろ最近いつもインスタ見てるじゃないか勉強中も見てるみたいだし
そんな使い方だったらスマホは取り上げるわよ

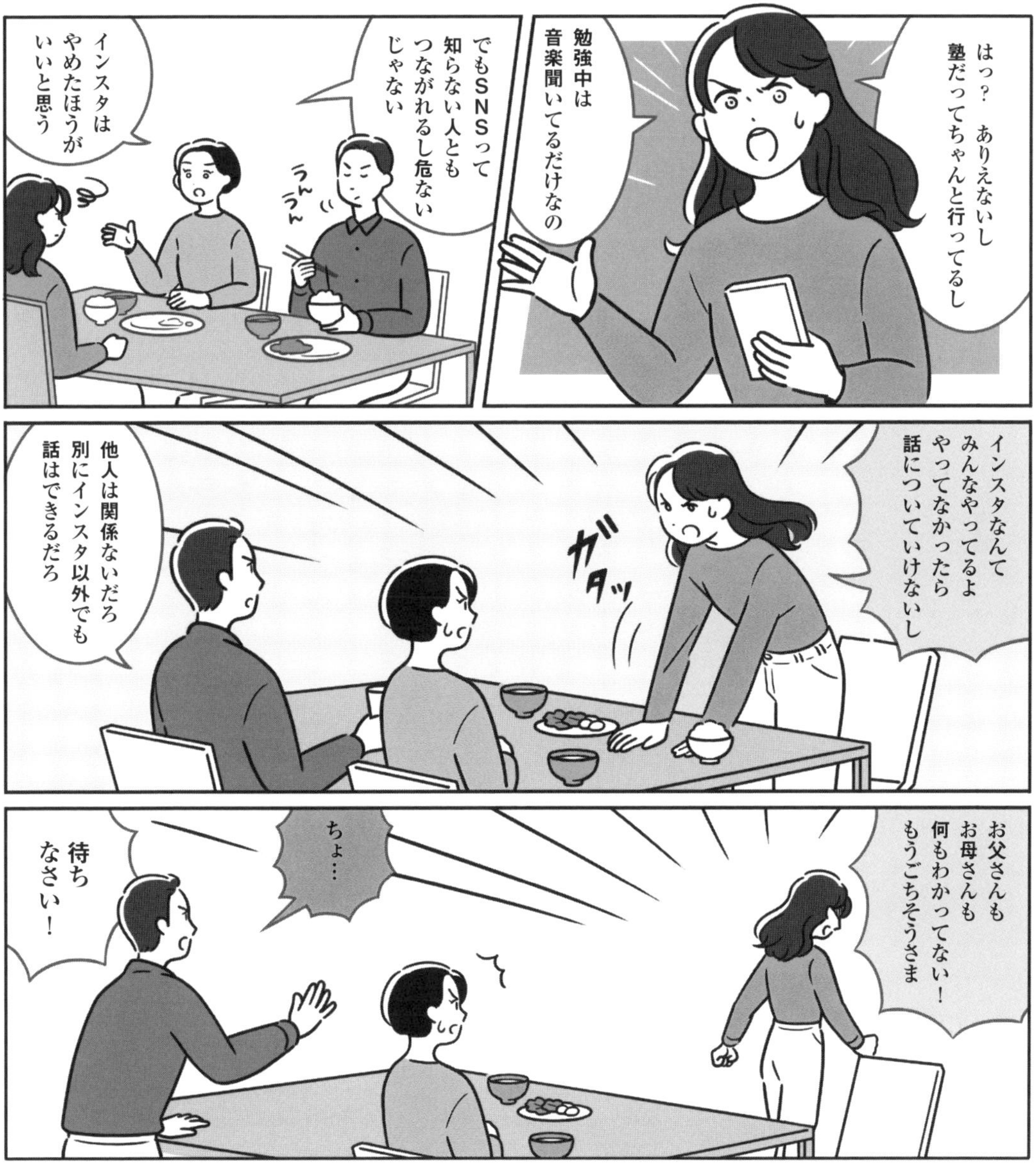
はっ？ ありえないし
塾だってちゃんと行ってるし
勉強中は音楽聞いてるだけなの
でもSNSって知らない人ともつながれるし危ないじゃない
うんうん
インスタはやめたほうがいいと思う
インスタなんてみんなやってるよ やってなかったら話についていけないし
ガタッ
他人は関係ないだろ 別にインスタ以外でも話はできるだろ
お父さんもお母さんも何もわかってない！ もうごちそうさま
ちょ…
待ちなさい！

SNSが気になりスマホが手放せないユキさん。食事中や勉強中も通知が来ると手に取ってしまいます。友だちとのコミュニケーションツールである一方、知らない人ともつながったり、個人情報を知られたりする恐れもあり、注意が必要です。SNSの使用方法について家族で話し合っていく必要があります。

参考文献

● Wang et al. (2020) Inhibitory neuromodulation of the putamen to the prefrontal cortex in Internet gaming disorder: How addiction impairs executive control Journal of Behavioral Addictions,9 , 312-324

● Fauth-Buhler and Mann (2017) Neurobiological correlates of internet gaming disorder: Similarities to pathological gambling. Addictive Behaviors 64: 349–356

● Chen et al. (2015) Brain correlates of response inhibition in Internet gaming disorder. Psychiatry and Clinical Neurosciences, 69: 201–209

● Weafer, J., Crane, N. A., Gorka, S. M., Phan, K. L., & de Wit, H. (2019). Neural correlates of inhibition and reward are negatively associated. NeuroImage, 196, 188–194.

● Giedd, J. (2015) The amazing teen brain. Scientific American, 312(6), 32-37

● 『ケースで学ぶ行動分析学による問題解決』日本行動分析学会（編）、山本淳一・武藤崇・鎌倉やよい（責任編集）金剛出版（2015）

● 『アルコール依存のための治療ガイド―生き方を変える「コミュニティ強化アプローチ」[CRA]』ロバート・J・メイヤーズ、ジェーン・エレン・スミス（著）、吉田精次 他（翻訳）金剛出版(2016)

● Mihara & Higuchi (2017). Cross-sectional and longitudinal epidemiological studies of Internet gaming disorder: A systematic review of the literature. Psychiatry and Clinical Neurosciences, 71(7), 425-444

● パット・デニング＆ジーニー・リトル（著）松本俊彦（監修）『ハームリダクション実践ガイド―薬物とアルコールのある暮らし』金剛出版（2022）

● Chung, S. et al. (2019). Personal Factors, Internet Characteristics, and Environmental Factors Contributing to Adolescent Internet Addiction: A Public Health Perspective. International Journal of Environmental Research and Public Health Article, 16, 4635

● Schneider, L. et al. (2017). Family factors in adolescent problematic Internet gaming: A systematic review. Journal of Behavioral Addictions, 6(3), 321-333

● Anderson, E. et al.(2017). Internet use and Problematic Internet Use: a systematic review of longitudinal research trends in adolescence and emergent adulthood. International Journal of Adolescence and Youth,22(4), 430-454

● Khantzian, E.(1985). The self-medication hypothesis of addictive disorders: focus on heroin and cocaine dependenc. The American Journal of Psychiatry, 142(11), 1259-1264

第1章

ネットやゲームに依存するってどういうこと？

依存症とは「やめたくてもやめられない」状態

依存症は、アルコールや薬物など特定の「物質」の使用やギャンブルやゲームなどの「行動」について、自分の意思ではコントロールできなくなる病気のことをいいます。現時点で疾病として認められている依存症は、アルコール依存症（アルコール使用障害）、薬物依存症（薬物使用障害）、ギャンブル障害、ゲーム障害があります。

ネット・ゲーム依存とは

ネット・ゲームの使用をほどほどにできず、自分で時間や頻度をコントロールできない状態です。学校や家庭、対人関係など日常生活に支障が生じていても、ネットやゲームの使用を減らしたり、やめたりすることができなくなります。

呼び方は統一されていない

インターネット依存（internet addiction）という概念を最初に提唱したのはアメリカのヤング博士です。その後、インターネット依存に関する研究が進み、ゲーム依存については「ゲーム障害（gaming disorder）」としてＷＨＯが正式な疾病として認定しています。このほか、ゲーム行動症、スマホ依存という言葉も世間的に用いられることがあります。

本書では、包括的な概念であり、臨床や研究で用いられることの多い「インターネット依存（ネット依存）」と、疾病として認められている「ゲー

ネット依存　　ゲーム依存
ゲーム障害　　スマホ依存

依存症とは「コントロールの障害」

健康・生活上の問題が生じていてもやめたくてもやめられない状態
「意思の弱さ」「怠け」など自己責任の問題ではない！

ム依存」を合わせて、「ネット・ゲーム依存」と表記することにしました。

意志が弱いから依存症になるのではない！

依存症についてまだまだ社会的に誤解や偏見が多く、周囲からは「意志が弱いから依存するのだ」とか「怠けているだけ」と見られてしまうことがあります。

依存症は、うつ病や統合失調症などと同じで、医学的に認められた精神疾患です。これらの病気になるのは、意志が弱いとか、性格に問題があるから、ということではないのと同じで、依存症になるのも本人の意志の弱さや性格によるものではないということを理解してほしいのです。

そして、ネット・ゲーム依存は特別な人だけがなるのではありません。心理的な要因や環境的な要因などが関係して生じるもので、誰でもなる可能性もあります。

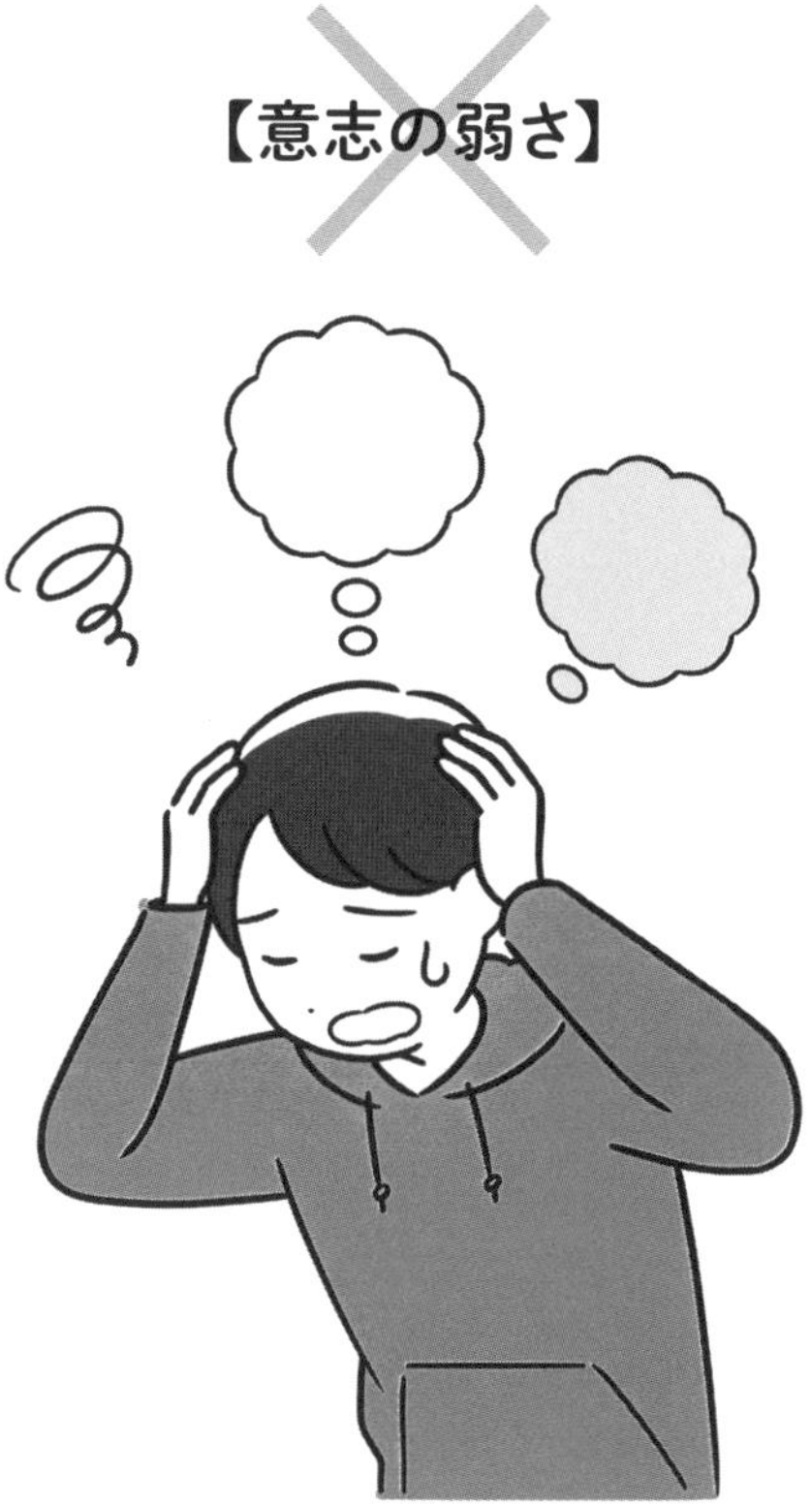

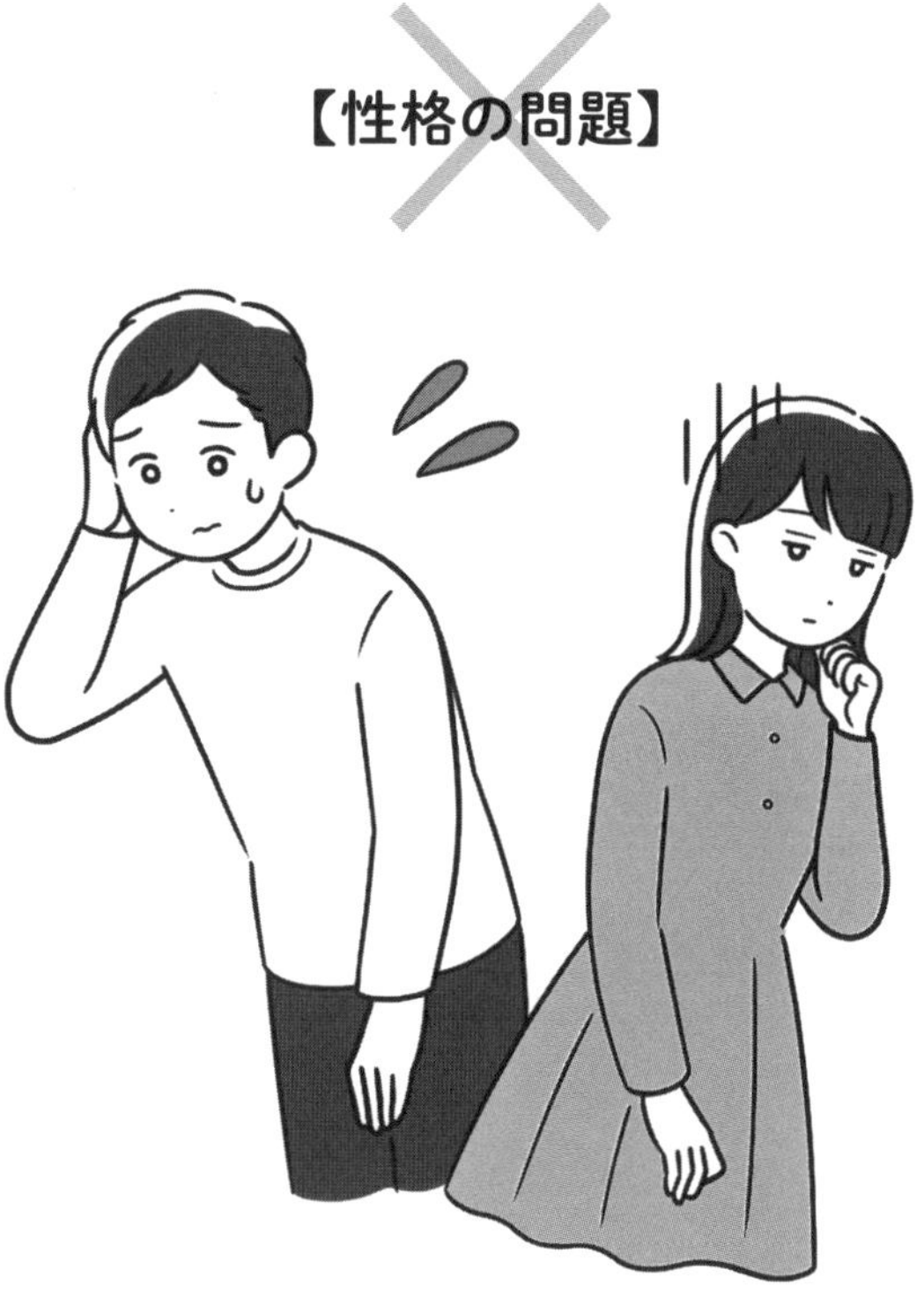

どれくらいの人がなるの？

ネット・ゲーム依存の有病率については、さまざまな報告があります。ネット依存について世界中の研究結果をまとめると、[1]推定6％程度という報告があります。ゲーム依存については3％[2]程度とされています。

例えば、アルコール依存症の有病率は0・9％、ギャンブル依存の有病率は0・4〜2％と推定されており、他の依存症と比べてみると、ネット・ゲーム依存の有病率は高そうです。ネットやゲームは日常的に使われるものであり、青少年は特に使用のコントロールが難しいことなどが考えられます。

ただし、ネット・ゲーム依存の評価方法はまだ統一されていないので、研究の進展によって有病率は変わる可能性があります。

青少年のインターネットへの依存傾向

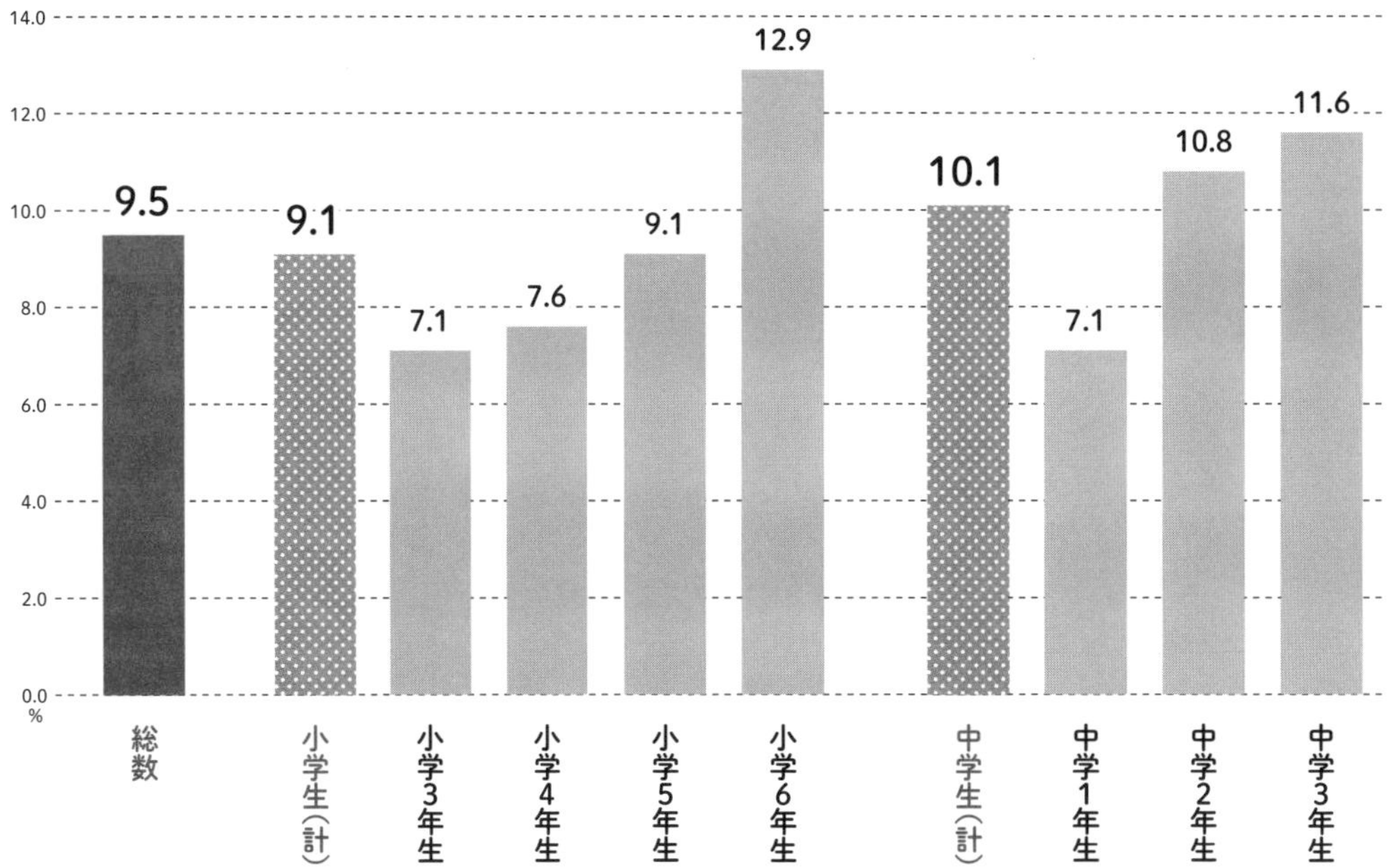

1）Cheng&Li(2014)Internet addiction prevalence and quality of (real) life: A meta-Analysis of 31 nations across seven world regions. Cyberpsychology, Behavior, and Social Networking, 17(12), 755-760

2）Stevens et al.(2020)Global prevalence of gaming disorder: A systematic review and meta-analysis. Australian & New Zealand Journal of Psychiatry, 55(6)　https://doi.org/10.1177/0004867420962851

依存傾向とインターネット使用時間（平日）との関連

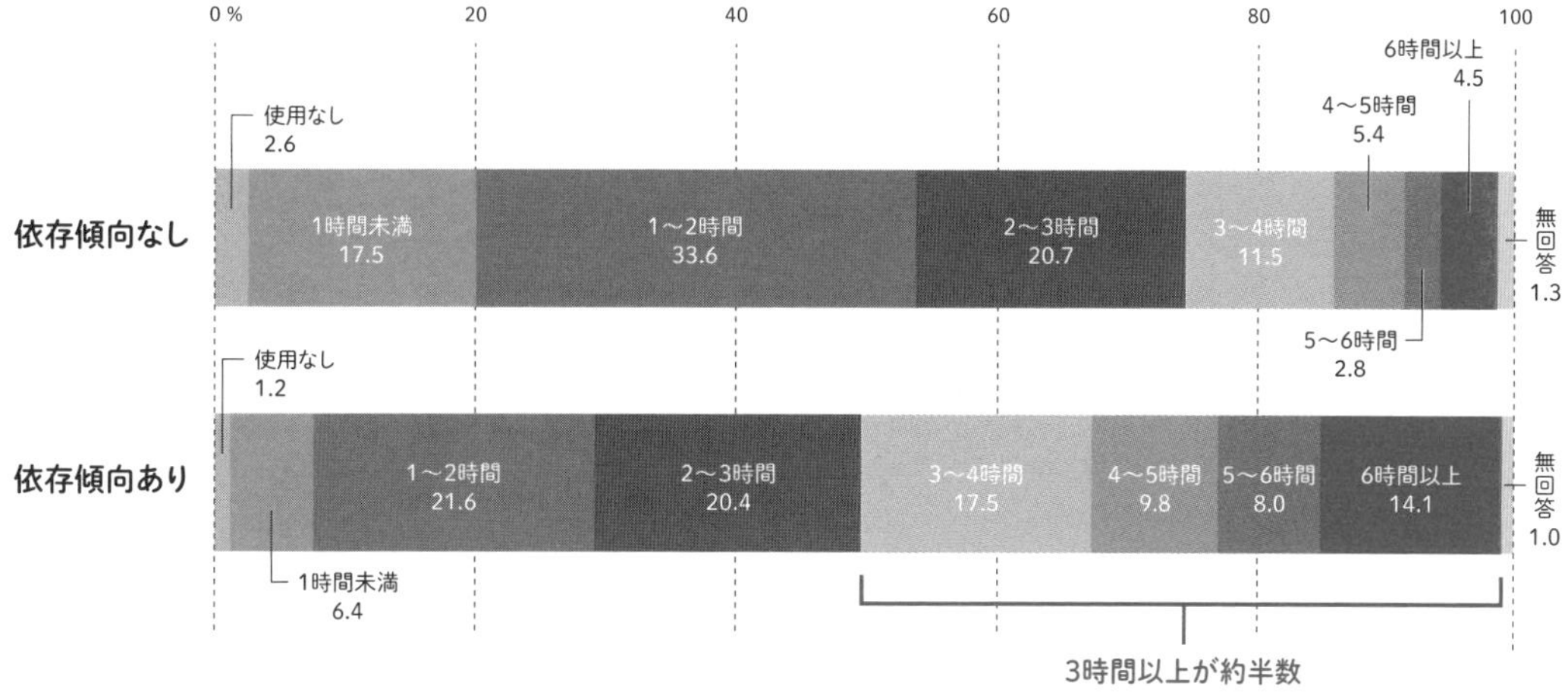

依存傾向と就寝時間との関連

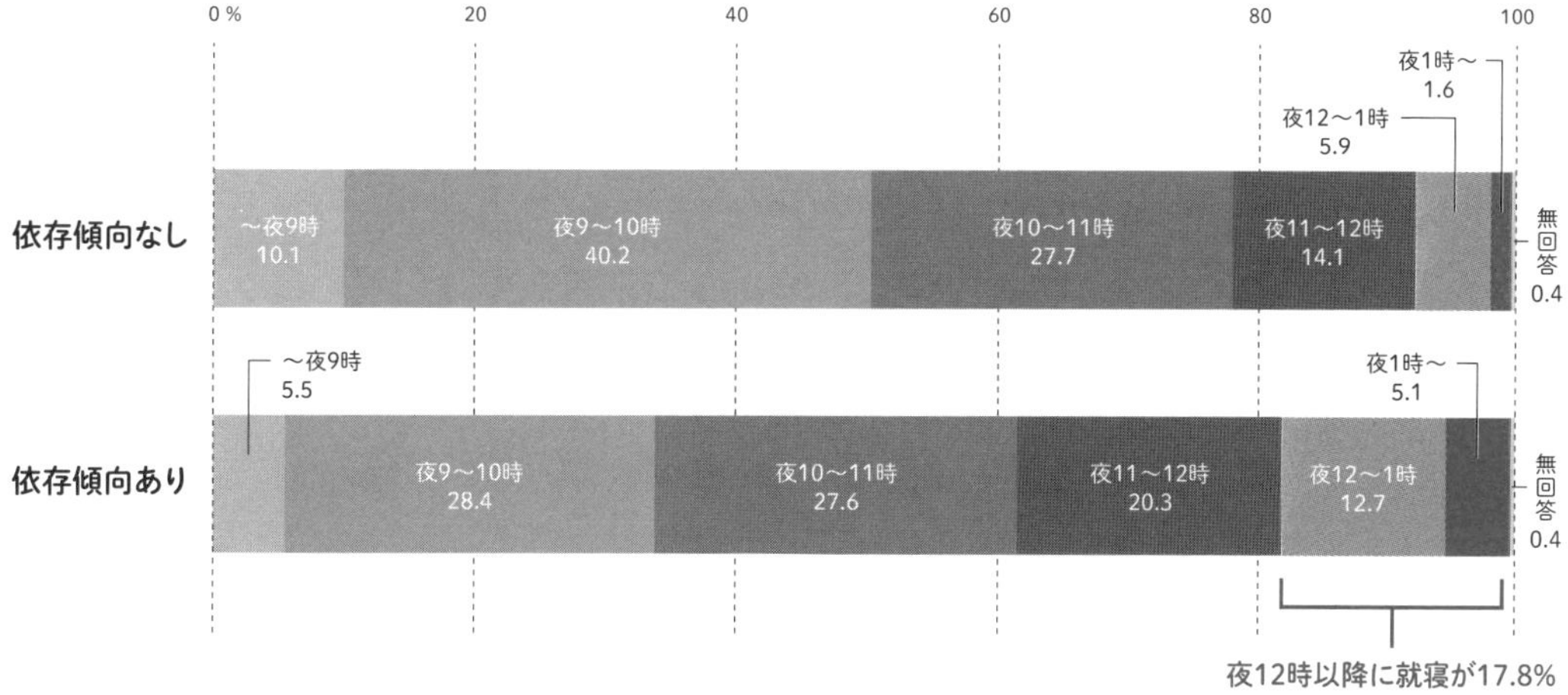

筆者が都内の自治体と共同で、青少年（主に小・中学生）約1万人を対象に調査を実施したところ、
ネット依存傾向がある青少年は全体で9.5%、小学生で9.1%、中学生で10.1%（18ページ下）。
同調査で依存傾向のある青少年の約半数が、平日に3時間以上インターネットを使用している（19ページ上）。
依存傾向のある青少年の17.8%が夜12時以降に就寝する（19ページ下）。

長時間の使用だけでは判断できない

長時間ネットやゲームを使用するようになることは、依存に気づくためのサインの一つとして考えられます。学術的な研究では、1日4時間、1週間に30時間のインターネットの使用を「使い過ぎ」または「問題のある」使用の基準とする場合があります。[3)]

しかし、住んでいる地域や生活環境によって平均的な使用時間は異なります。時間の基準は、まだ具体的に示されていません。なので、使用時間だけで即座に依存ともいえないのです。時間や頻度をコントロールできているか、日常生活に問題が生じているか、といったことを丁寧に見ていく必要があります。

そこで、ゲーム依存に関する診断基準を紹介し、具体的にどういった状態だと依存が疑われるのかを解説します。

ゲーム障害の診断基準の紹介

❶ICD-11における診断基準

ICD-11(International Statistical Classification of Diseases and Related Health Problems; 国際疾病分類の第11回改訂版）とは、世界保健機関（WHO）が作成している国際的に統一した基準で定められた病気の分類です。改訂内容には、最新の医学的知見が反映されますが、2022年に発行された第11回改訂版に新たに「ゲーム障害」が加えられました。診断基準は下記のとおりです。

ゲーム障害の診断基準　ICD-11

臨床的特徴	● ゲームのコントロールができない ● ほかの生活上の関心事や日常の活動よりゲームを選ぶほどゲームを優先 ● 問題が起きているがゲームを続ける、または、より多くゲームをする
重症度	● ゲーム行動パターンは重症で、個人、家族、社会、教育、職業やほかの重要な機能分野において著しい障害を引き起こしている
期間	● 上記4項目が、12か月以上続く場合に診断 ● しかし、4症状が存在し、しかも重症である場合には、それより短くとも診断可能

❷DSM-5における診断基準

DSM（Diagnostic and Statistical Manual of Mental Disorders; 精神疾患の診断・統計マニュアル）は、アメリカ精神医学会が作成している精神疾患の診断基準・診断分類です。DSMは事実上の国際的な診断マニュアルとして、日本でも多くの病院で使われているものです。

2013年に作成されたDSM-5（2023年のDSM-5-TR）には、「今後の研究のための病態」としてインターネットゲーム障害の診断基準の案が載っています。

今後の展開

ゲーム依存についてはこのように診断基準が示されていますが、インターネット依存は正式な疾患として認められていません。ただ、実際にはゲームだけでなく、SNSの使用や動画視聴をやめられずに困っている人は数多く存在します。

今後、研究や臨床の実践が発展する中で、ネット・ゲーム依存の呼び名や診断基準が変化していく可能性はあるでしょう。

インターネットゲーム障害（Internet Gaming Disorder）の診断基準

DSM-5

2013年発表「今後研究が進められるべき精神疾患」
12か月の間に以下の5項目あるいはそれ以上が当てはまる。

1. インターネットゲームに心を奪われている（制御障害）
2. インターネットゲームができないと、いらいら、不安、悲しみなどが生じる（離脱）
3. インターネットゲームに費やす時間を増やす必要がある（耐性）
4. インターネットゲームへの参加を制限する試みの失敗がある（制御障害）
5. 以前の趣味や楽しみへの興味を失う（インターネットゲームを除いて）（制御障害）
6. 心理社会的問題を認識しているにもかかわらず、インターネットゲームに没頭する（危険な使用）
7. インターネットゲームに費やす行動（時間など）について、家族、治療者などに嘘をつく（社会障害）
8. 不快な気分（無力感、罪悪感、不安など）を紛らわすためにインターネットゲームを行う（制御障害）
9. 重要な人間関係、仕事、学業、職業上の機会を犠牲にする（社会障害）

●American Psychiatric Association. Diagnostic and Statistical Manual of Mental Disorders, 5th edition（DSM—5）. Arlington VA：APP；
●日本精神神経学会（日本語版用語監修）、髙橋三郎・大野裕（監訳）『DSM-5-TR 精神疾患の診断・統計マニュアル』医学書院（2023）p890
●村井俊哉・宮田久嗣（編集）『DSM-5を読み解く—伝統的精神病理, DSM-IV, ICD-10をふまえた新時代の精神科診断 2』中山書店（2014）

3）King & Delfabbro,(2014) Internet Gaming Disorder Treatment: A Review of Definitions of Diagnosis and Treatment Outcome. Clinical Psychology, 70(10), 942-955

アルコール依存など他の依存症との違いは？

身体的・精神的な変化が現れやすいかどうか

依存になりやすいもの

依存になりやすいものには、大きく分けて2種類あります。

❶物質系

・アルコール
・覚せい剤・大麻などの違法薬物
・処方薬・市販薬
・ニコチン
・カフェイン　など

脳の中枢神経に作用し、精神活動に影響を与えます。慢性的な摂取が続くことにより、やめたくてもやめられなくなった状態を「物質依存」といいます。

❷行為・プロセス系

・ゲーム
・ギャンブル
・買い物
・拒食・過食・ダイエット
・仕事
・恋愛・性行為　など

その行為やプロセスにのめり込み、やめたくてもやめられなくなった状態を「行為依存」といいます。

これらのうち、医学的な診断基準を満たす場合に依存症といいますが、医学的な定義や診断基準がないものもあります。

ネット・ゲーム依存と物質依存との違い

ネット・ゲーム依存は、薬物、アルコールなどの化学物質を直接摂取するわけではないので、物質依存に見られるような心拍数の上昇、発汗といった身体的な変化は、ほとんど見られません。

アルコールであれば健康診断で肝機能の数値に異常が見られ、指摘されることもありますが、ネットやゲームの場合は健康診断の結果などでも表面化しにくいのです。身体面への影響として、視力の低下や筋力の低下も見られますが、誰もが日常的にスマホやパソコンを触っているので、それらが依存による影響だと判断するのも難しいでしょう。

物質依存の場合、使用する薬物によっては幻覚や妄想といった精神症状が出現することがありますが、ネット・ゲーム依存ではそういったこともありません。

ネットの使用は、多くの人にとっ

て生活に必要な活動であり、ゲームにおいては健全に遊んでいる子どもも多いため、本人も周囲もなかなか依存であることに気がつきにくいのです。そのため、医療機関や支援機関につながりにくく、家庭内で問題を抱えてしまうことがあります。

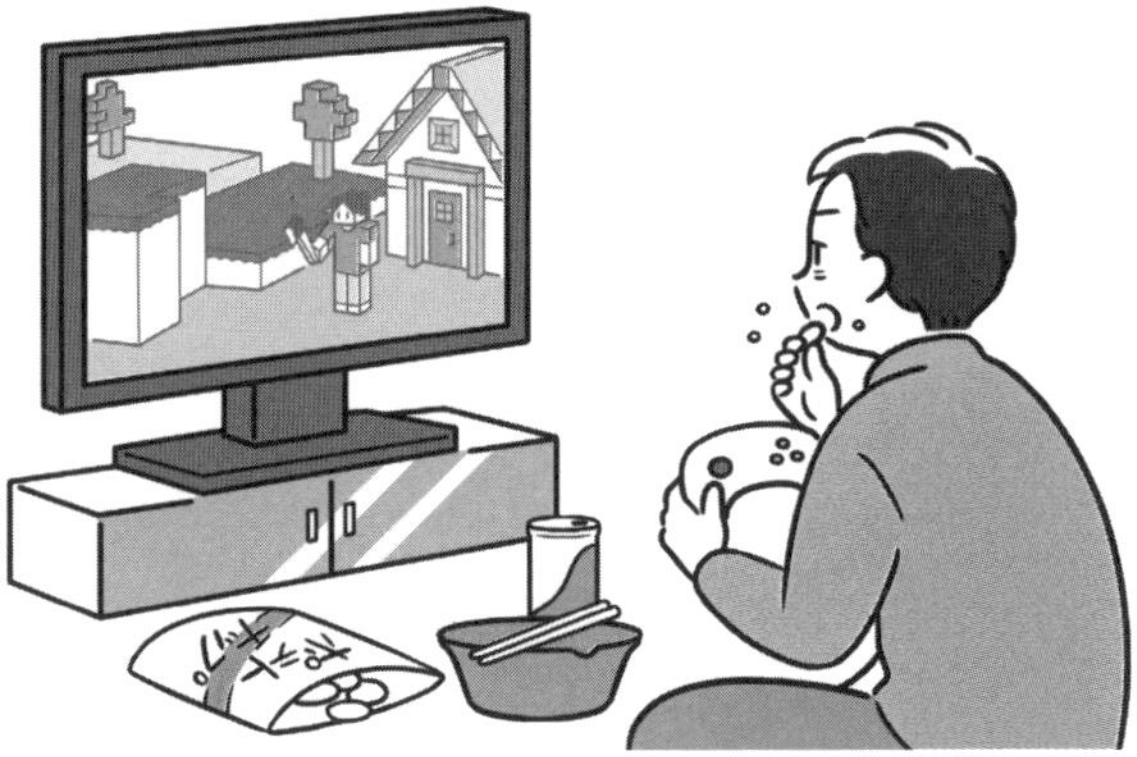

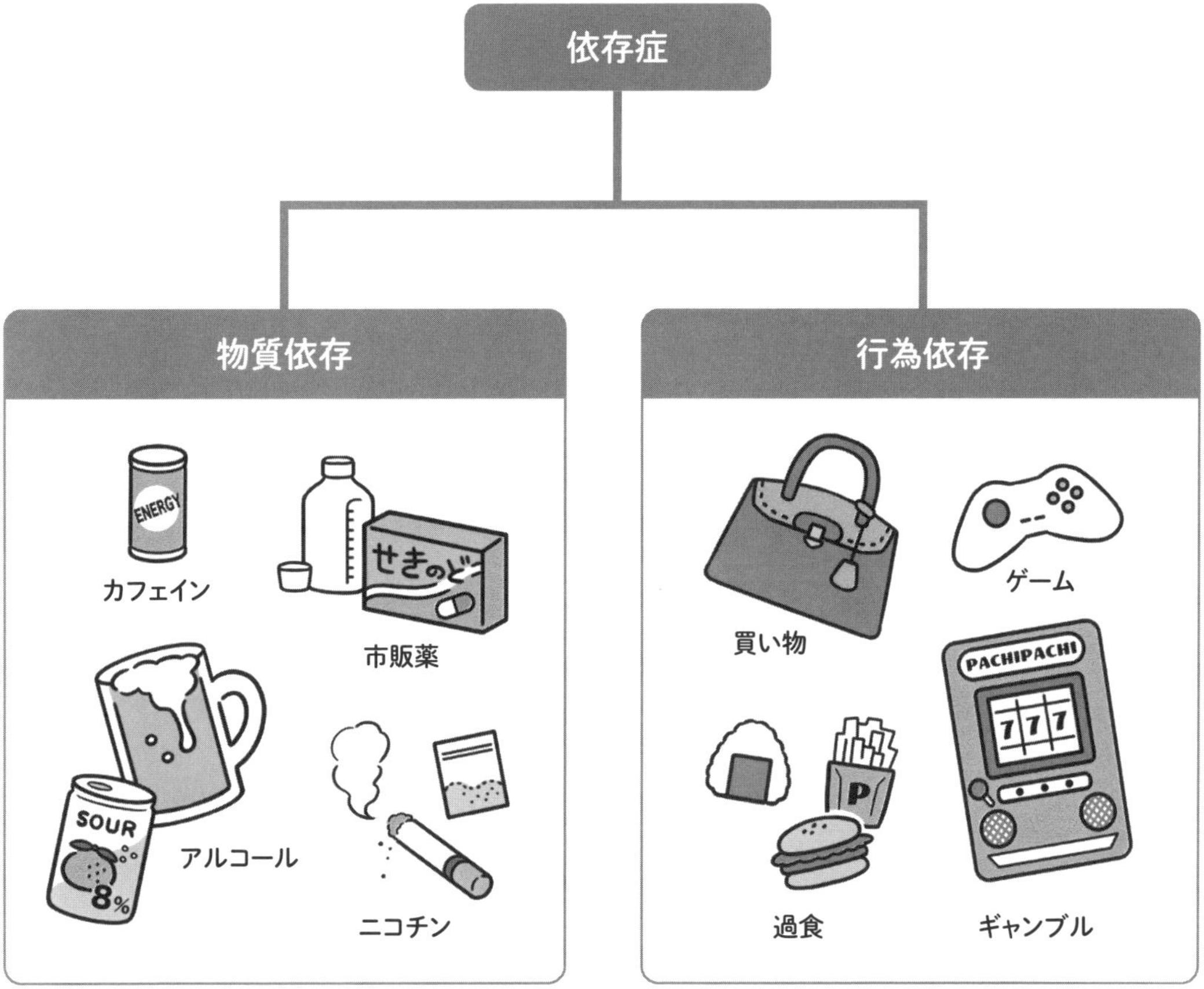

ネット・ゲームの依存性とは？

ネット上でのつながりなど依存しやすい要素がある

すべてのネットのコンテンツやゲームに依存するわけではありません。コンテンツによっては、仲間と協力することや目標を達成するプロセスを学べるといったよい面もあります。ここではゲームやSNSにおける依存しやすい要素を解説します。

オンラインゲームの依存性

●オンラインゲームの魅力

オンラインゲームは、世界中のユーザーとリアルタイムでチームを組んでミッションをクリアしたり、ユーザー同士でスコアを競ったりできることが最大の特徴です。また、ゲーム内のチャット機能を利用して、ほかのユーザーとコミュニケーションをとることもできます。ゲームの中でチームへの貢献や自身のレベルが上がることで、仲間から称賛や尊敬を受けることがあります。

このようにゲーム自体の楽しさや勝ったときの達成感のみならず仲間から認められることは、ゲームの大きな魅力です。

一方、現実生活における苦しさや不安を和らげる役割や逃避する役割をもつこともあります。ゲームをした結果、苦しさや不安を一時的に忘れられることもゲームを手放せない要因となる可能性があります。

●ハードルの低さ

最近のゲームは、基本的に無料でゲームを始めることができます。そして上位のレベルを求める人には課

オンラインゲームの依存性

- 「クリア」がない
- 定期的なアップデート
- 仲間とコミュニケーション
- 役割がある
- 競争をあおる
- ガチャ

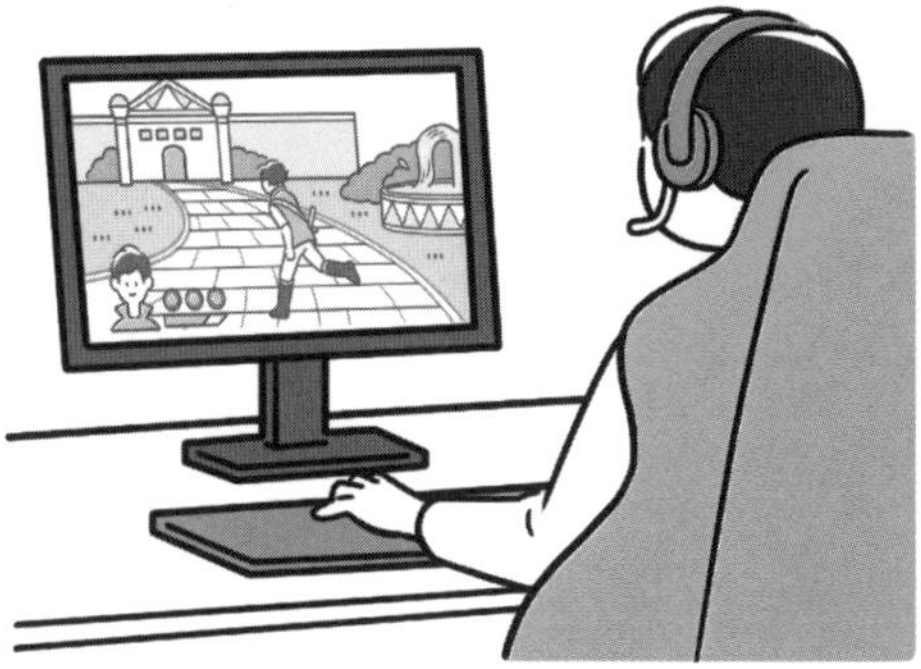

フリーミアムの仕組み

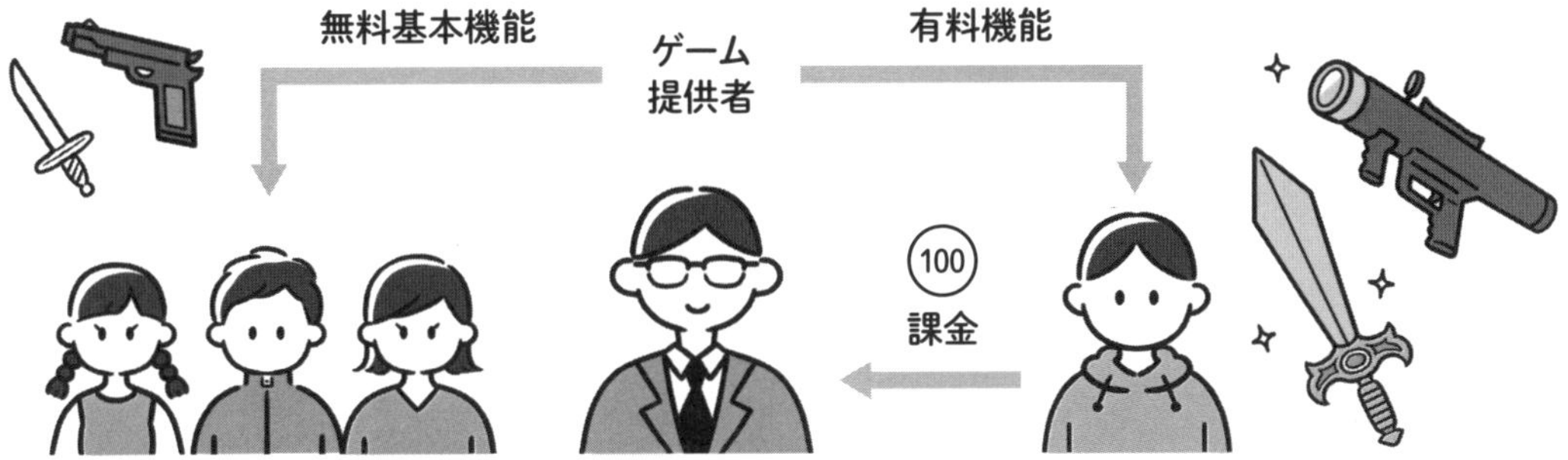

金をしてもらう「フリーミアム」と呼ばれる仕組みが多くなっています。

この仕組みでは、ゲームを始めるハードルは低くなる一方、のめり込むほどゲームを進めるのに有利なアイテムやステータスを得るために課金をしたくなっていきます。課金をすることによって、ゲーム仲間より優位な立場となったり、装備やアイテムをうらやましがられたりすることも、課金が促進される要因でしょう。

●ガチャ課金は特に注意

スマホゲームでは、有料のガチャ課金というものがあります。ガチャはランダムに賞品が得られるため、1回ガチャを回しても即座に欲しいアイテムなどが手に入るとは限りません。しかし、1回のガチャは低額なので、欲しいアイテムが出てくるまでついついガチャを回してしまいます。結果的に高額の課金になっているというケースも見られます。

こうしたランダムに報酬が得られるガチャの仕組みは、ギャンブルと類似しています。また、ガチャを回すときに音や光などの刺激的な効果を伴うことが多く、スロットマシンで勝ったときの効果音、音楽、光が出るのと同様であるという指摘もあります。

ガチャ課金でレアキャラをゲット！

●飽きずに続けられる

オフラインゲームと違い、クリアという概念がありません。そして一定期間が経つとアップデートされるなど、一度始めるといつまでも飽きずに続けられる工夫がされています。

●ゲームを駆り立てる引き金

オンラインゲームにはゲームをしたい気持ちを駆り立てる仕組みがあります。

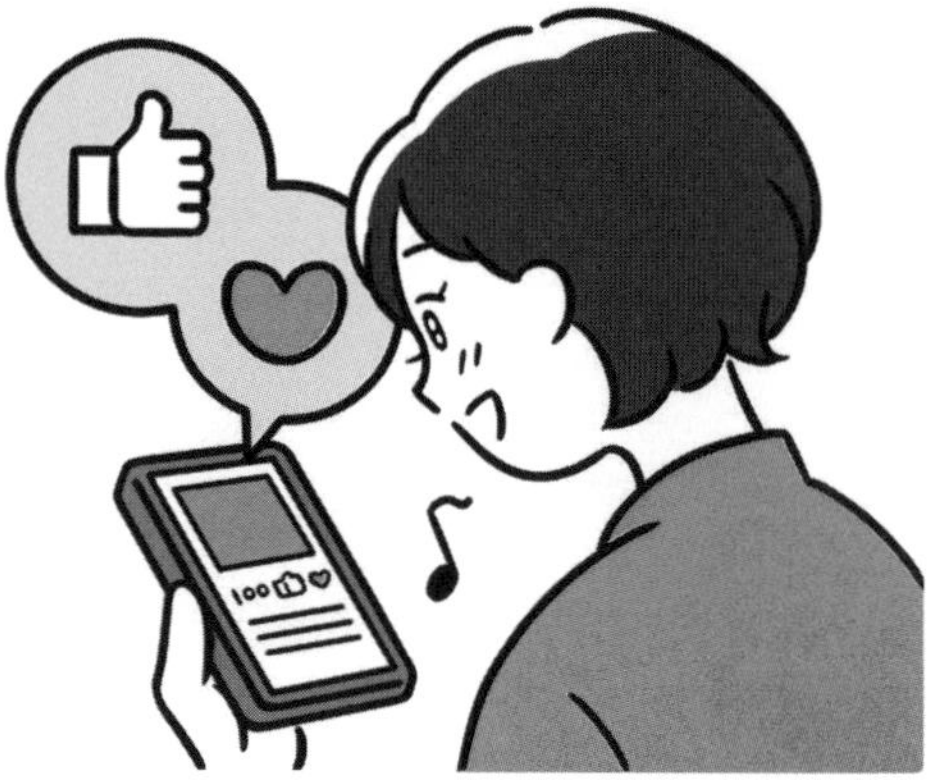

スマホでプレイできるゲームは、据え置き型のゲーム機と違い、時間や場所を選ばずプレイできます。例えば、学校の課題に行き詰まったとき何気なくスマホを手に取ってゲームを始めることができます。このようにゲームへのアクセスのしやすさもハマりやすくさせる要因です。

SNSの依存性

●SNSは承認欲求が満たされる

SNSに依存する重要な要因として、承認欲求が満たされることがあげられます。フェイスブックやインスタグラム、ツイッターなどのアプリには必ず「いいね」ボタンがあります。自分が投稿したときに「いいね」や「コメント」「リプライ」が増えていくことで、自分のことを認めて受け入れてくれる感覚が得られていきます。

現実の生活では、このように分かりやすい形で承認欲求が満たされることが少ないかもしれません。

●たまにバズると大きな喜びに

毎回たくさんの「いいね」をされるとは限りません。ときには反応が得られないこともあり、そうすると不安になるでしょう。しかし、ギャンブルと同じように反応がランダムだからこそやめられないという側面もあるかもしれません。

逆に、アプリを開いたときにたくさんの反応があると強い幸福感が得られます。特にSNSでは急激に多くの人に注目され、拡散される現象、いわゆる「バズる」こともあります。これはギャンブルでいう大当たりに相当するのではないでしょうか。

●フォロワーとのつながり

SNSでは、同じ趣味や価値観をもつフォロワーとのつながりにおいても安心感が得られます。その一方で、友だちやフォロワーの投稿が気になって見ずにはいられないとか、友人に嫌われることが不安で常にオンラインでいるといったこともあるでしょう。

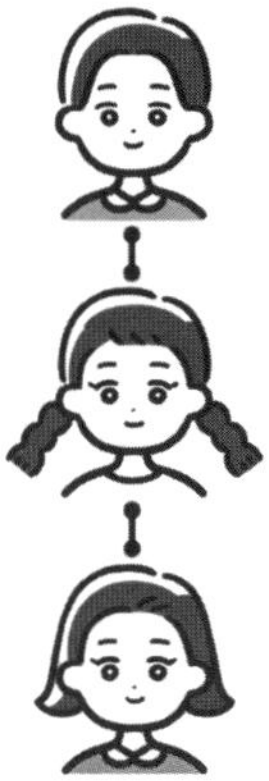

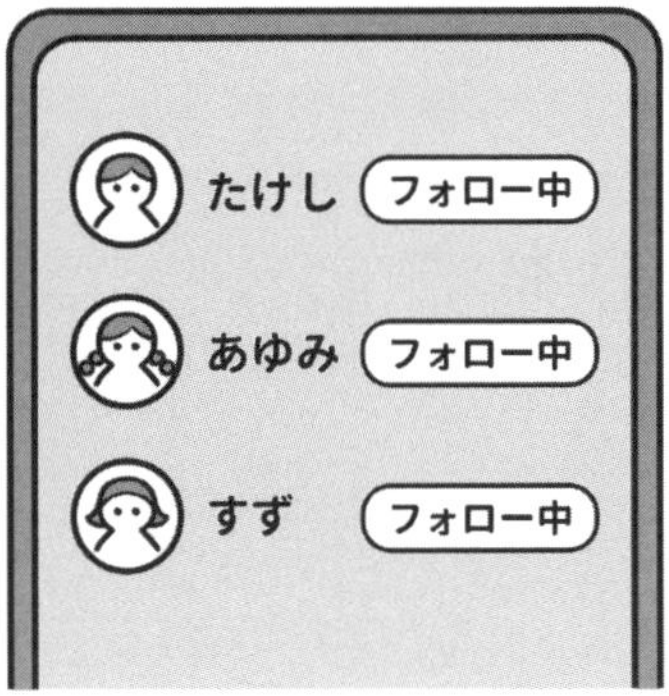

●タイムライン

SNSでは、タイムライン上にフォローしているユーザーの新しい投稿やおすすめの投稿が表示されます。自分の興味関心のある情報が次々に流れてくることは、長時間使用の一因になると考えられます。

しかし、なかにはネガティブな情報や他者のキラキラした投稿が流れてきたときに落ち込んだり、不安になったりして疲れてしまうというケースもあります。それでもタイムラインを追っていないと不安になるというときは、依存的になっているかもしれません。

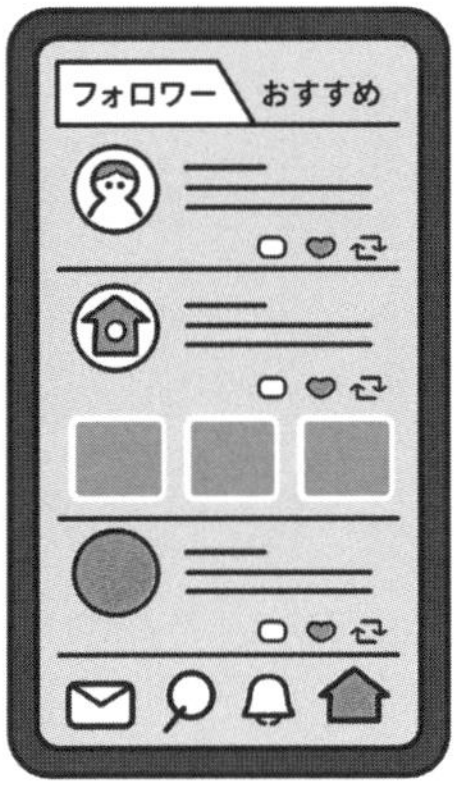

●通知という引き金

フォローされる、DMが届く、おすすめの投稿などさまざまな通知がスマホの画面上に表示されます。こうした通知は、アプリを開きたいという衝動を引き起こす引き金になります。またロック画面に通知を表示するプッシュ通知の機能は、通常の通知よりも開封率が高いようです。

通知はアプリごとに表示させるかどうかを設定できるので、通知が来るとついついアプリを開いてしまう場合には、オフにするなど工夫ができます。

SNSの依存性

- 「いいね」などの承認
- フォロワーとのつながり
- 拡散、バズる
- タイムライン
- 通知

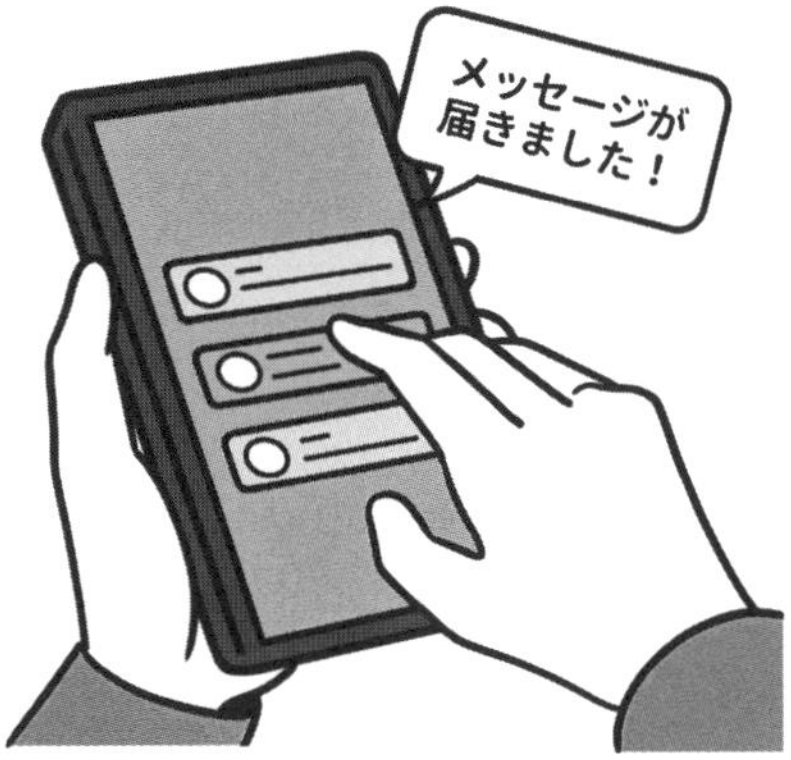

さらなる快感や幸福感を求めて使用時間が増える

ネットやゲームをすることによって強い快感や幸福感、安心感を得ます。この快感をまた味わうことを求めて使用を繰り返します。これらを日常的に使用していくうちに、その刺激に慣れていき、耐性がつきます。

耐性がつくと、今までの使用時間では満足が得られなくなるため、気づかないうちにさらに刺激を得たくなり、使用時間や頻度が増えていくということが起こるのです。

アルコールや薬物といった物質依存では、脳に変化が起こるのと同様に、行動依存であるギャンブルやゲームにおいても脳に変化が起こるということが研究によってわかってきています。

事例をもとに依存に至るプロセス

中学2年生男子Dくんの場合

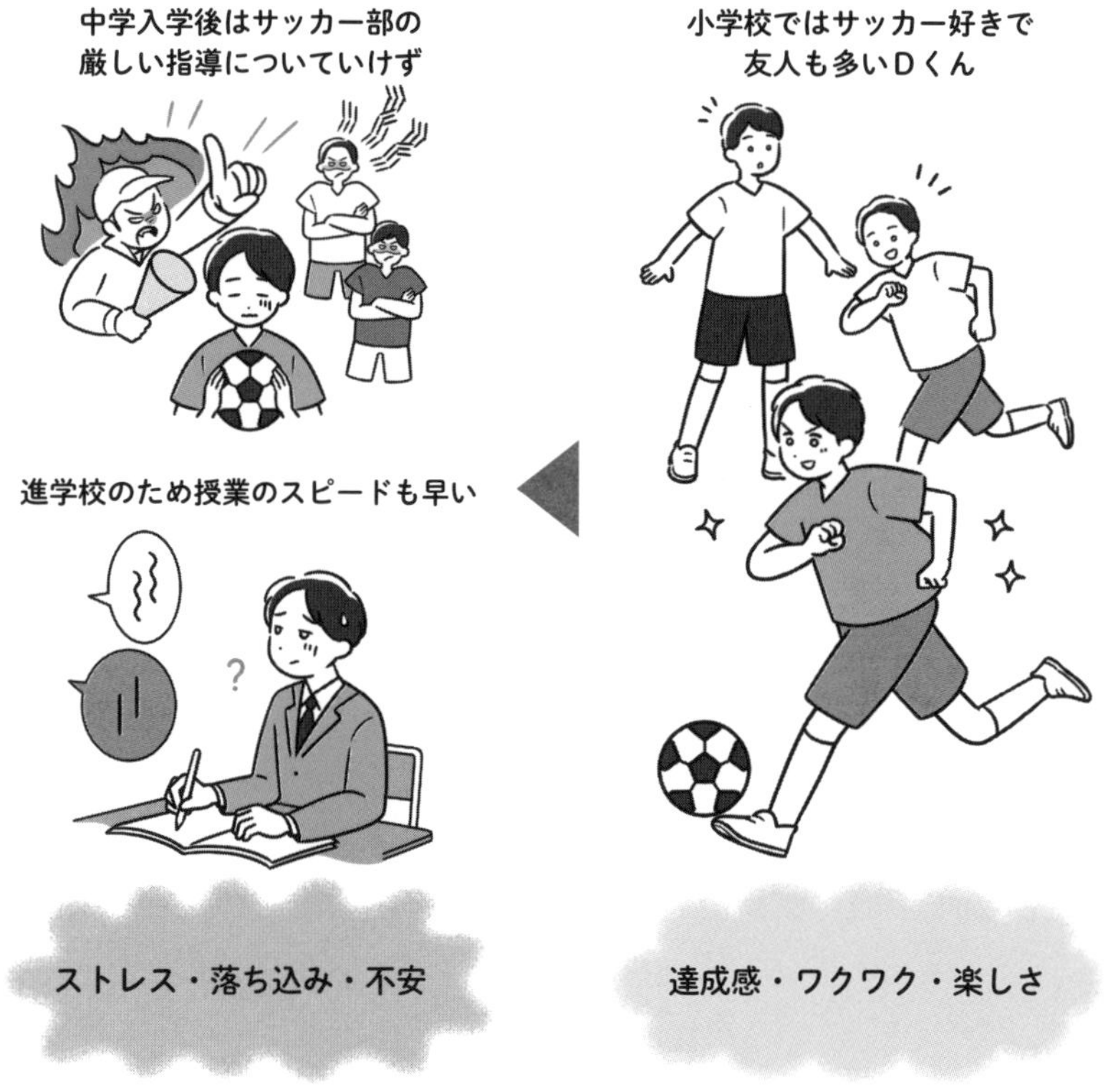
小学校ではサッカー好きで
友人も多いDくん
達成感・ワクワク・楽しさ
中学入学後はサッカー部の
厳しい指導についていけず
進学校のため授業のスピードも早い
ストレス・落ち込み・不安

を見てみましょう。

中学2年生男子Dくん

●サッカー部についていけず

Dくんは小学生時代はサッカーが好きで、地域のサッカーチームに所属して活躍していました。友人も多く、友だちと集まってゲームをすることも好きでした。このころは日常生活の中で達成感やワクワク、楽しみがありました。

中学に入学し、サッカー部に入部したDくん。地域のサッカーチームと違って中学のサッカー部は厳しい指導で、うまくなじむことができませんでした。

学習面では授業のスピードが早く、宿題も多く、小学校との違いに戸惑っていました。サッカー部で疲れているのに復習や宿題をする余裕はない状態です。毎日焦りを感じるようになっていました。

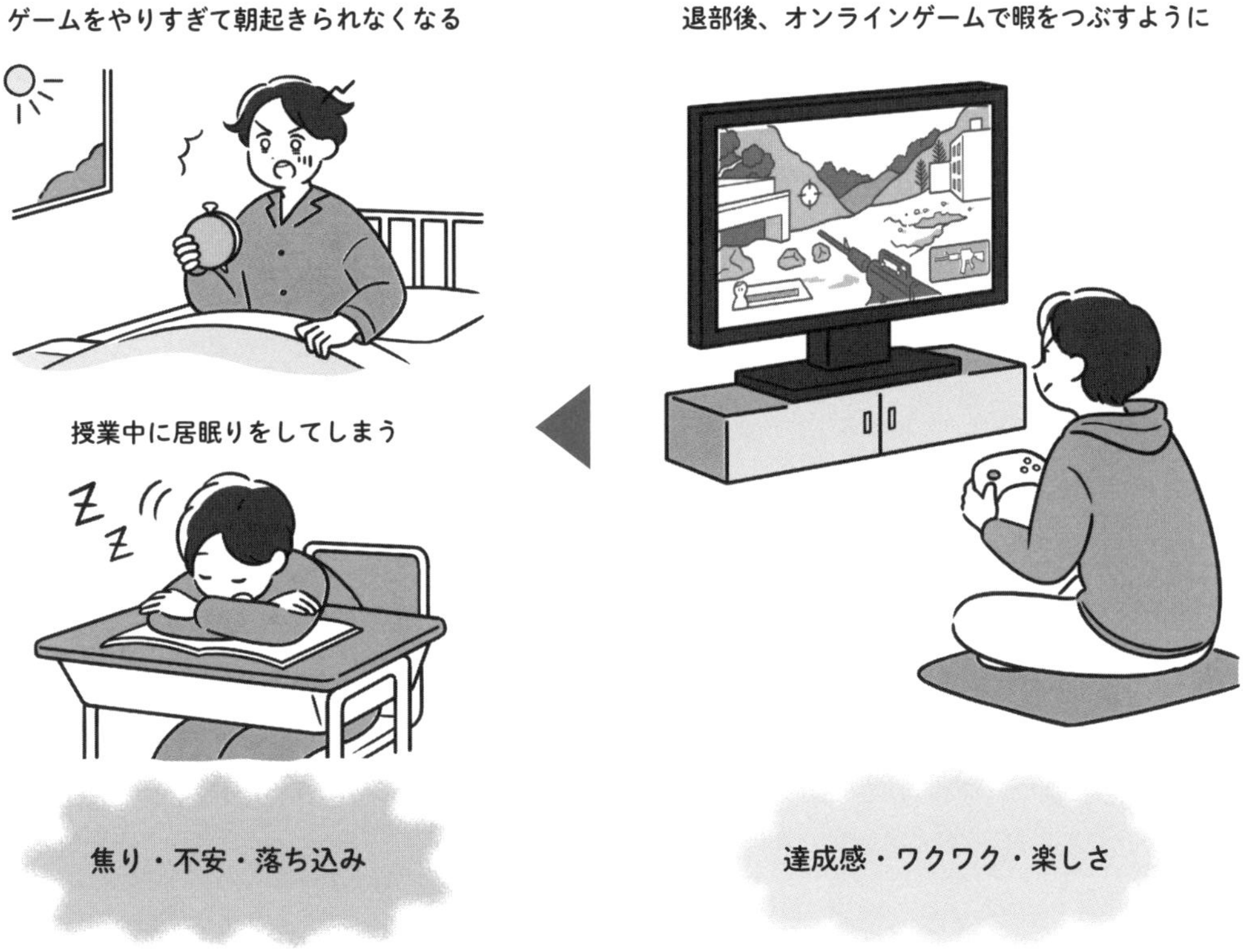

ゲームをやりすぎて朝起きられなくなる
授業中に居眠りをしてしまう

●暇つぶしにゲームを始める

その後、サッカー部から足が遠のき、退部をしました。学校から帰ると時間をもて余すようになったDくんは、最近人気のシューティングゲーム系のオンラインゲームを始めました。そのときに相手を打ち倒したときの爽快感やワクワクする感覚が気持ちよく、その日は久しぶりによい気分で過ごすことができました。

帰宅後は、ゲームに夢中になることで、学校での焦りや不安を忘れることもできました。

次第にゲーム内のランクが上がると、強い人が集まる深夜帯に接続してゲームをするようになります。その結果、朝起きられず学校に遅刻したり、授業中に寝てしまい、先生から注意を受ける場面も増えていきました。

●親との関係が悪化

学校に行くのもしんどい状態になり、学校を休む日が増えてきました。

学校を休み始め昼夜問わずゲームをする

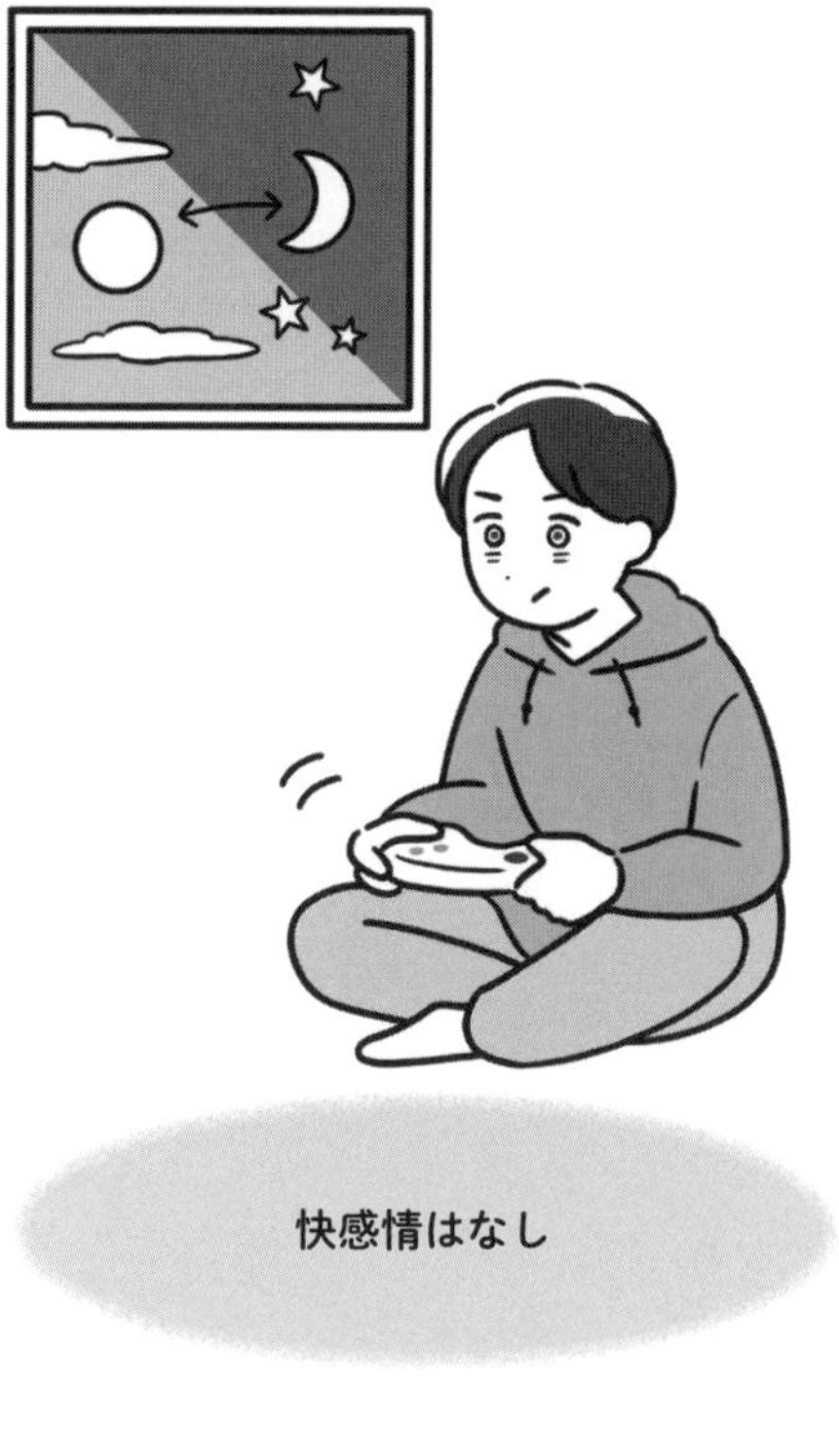
快感情はなし

ゲームをしていないときはイライラ

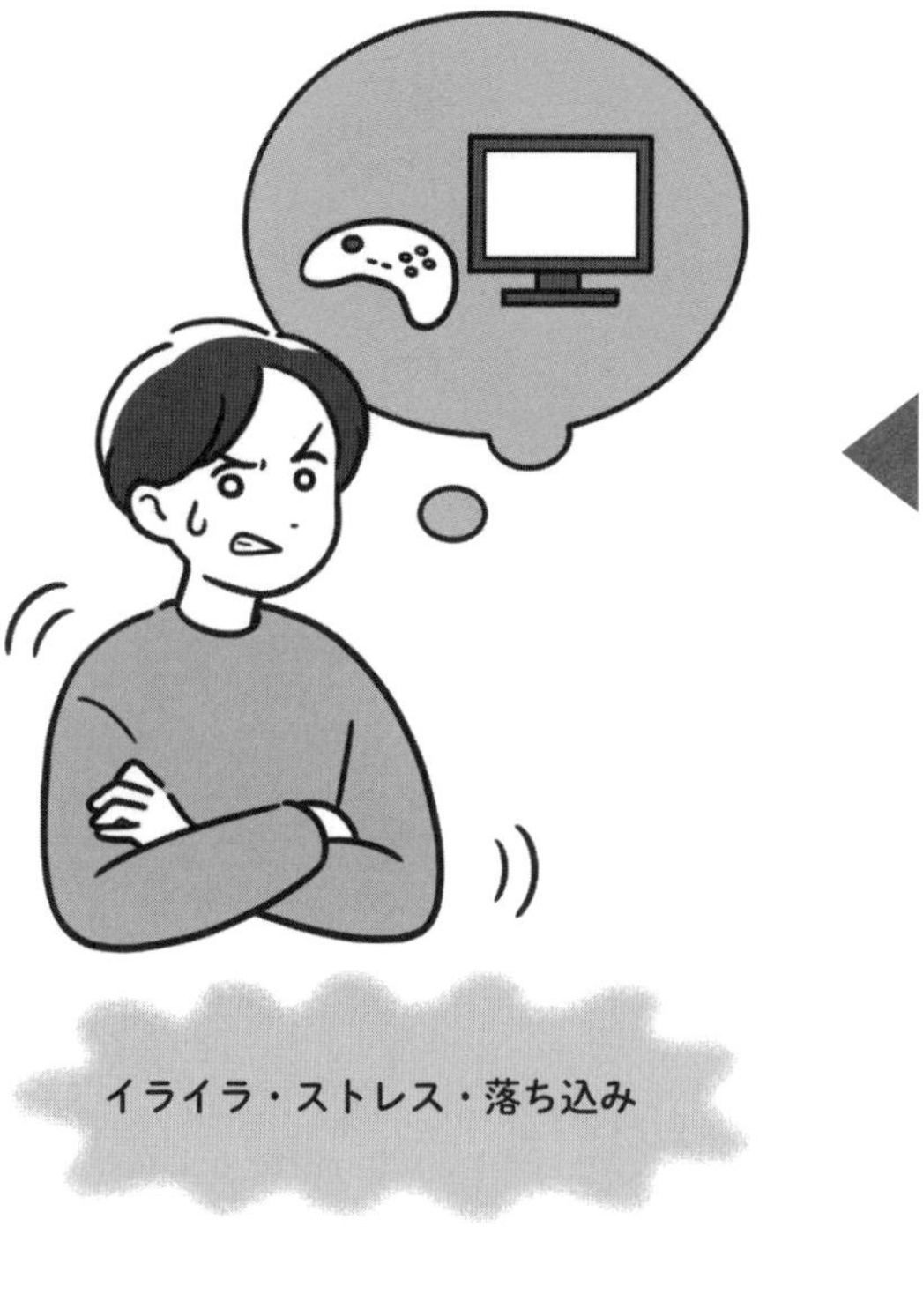
イライラ・ストレス・落ち込み

昼夜問わずゲームをするようになりますが、最初のころのゲームの楽しさはなかなか感じられません。でもゲーム以外にあまり関心もないし、ゲームをしていないときは気分が沈むので、ゲームを手放すことはできません。

親はゲームを制限しようとしますが、Ｄくんは反発するため、親子関係も悪化しています。家での居心地も悪いので、さらに自分の部屋にこもってゲームをする生活になっていきました。

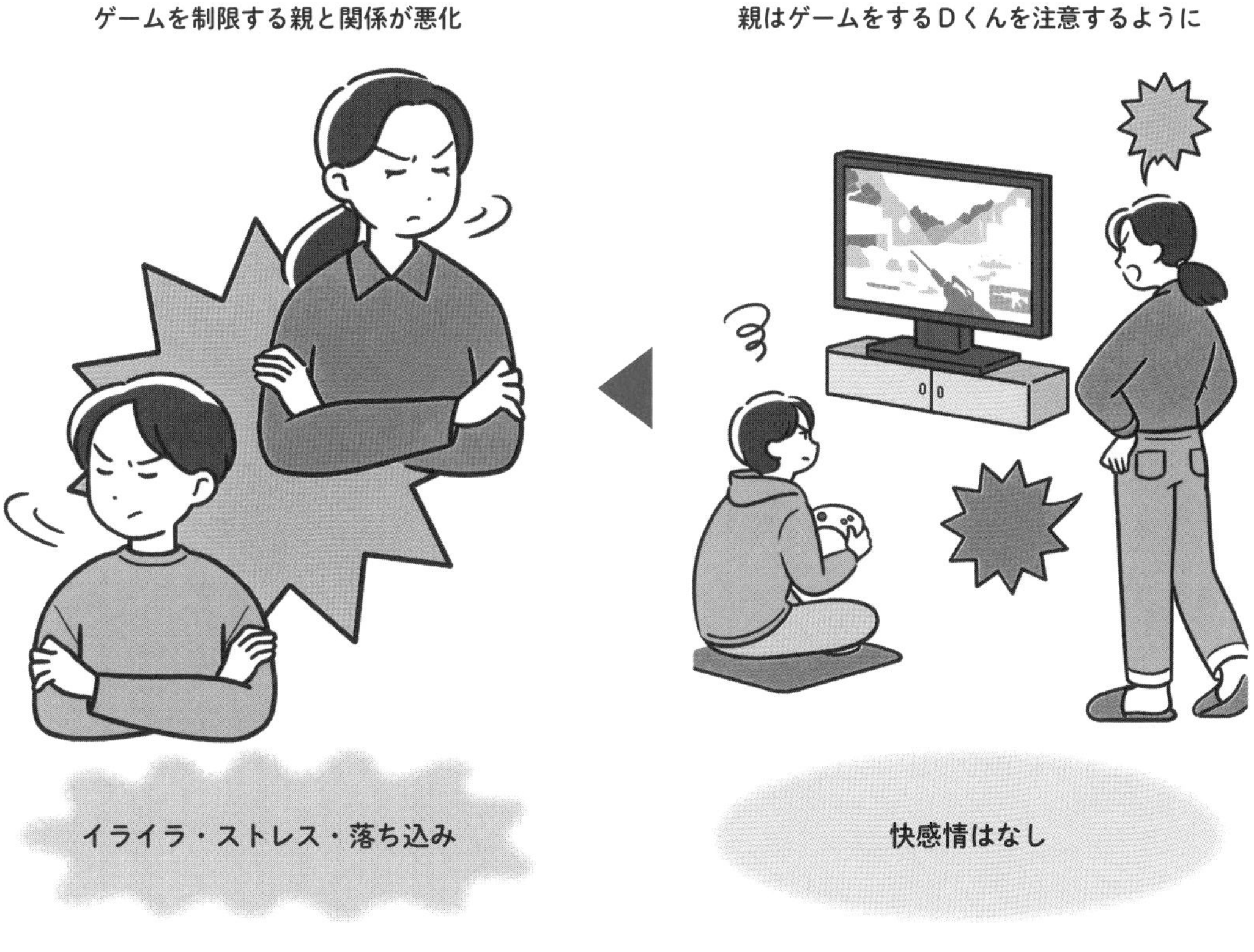
親はゲームをするＤくんを注意するように
快感情はなし
ゲームを制限する親と関係が悪化
イライラ・ストレス・落ち込み

関連広告を見ただけでもゲームをしたいと思うようになる

報酬系の働きへの影響

ネット・ゲームを繰り返すと、薬物やアルコールと同じように報酬系と呼ばれる脳内のシステムに変化が見られます。報酬系は、幸福感を引き起こすシステムです。

例えば、アルコールを飲んだとき、ギャンブルで大儲けをしたとき、この報酬系が強く反応して、ドーパミンという快楽物質が大量に分泌され、人は強い幸福感や快感を得ます。ゲームの場合もシューティングゲームで勝ったときや敵を倒したときに報酬系が活性化していると考えられます。

依存が進んでいくと、この報酬系の働きが影響を受け、最初のころに

脳への影響

脳の報酬系のメカニズム
腹側被蓋野にあるドーパミン神経からドーパミンが側坐核や前頭葉に放出されて快感や幸福感を感じる

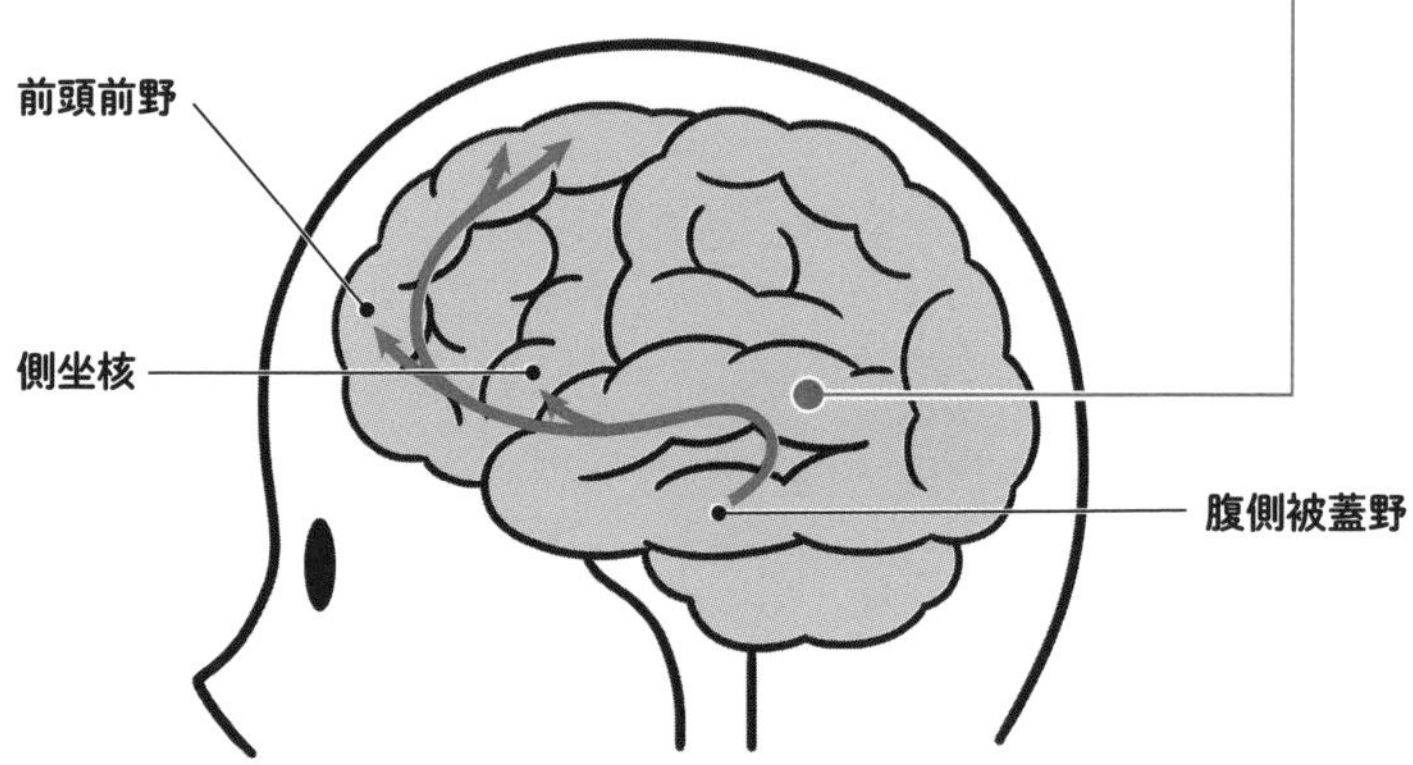

- ゲームを暗示するものを見ただけで報酬系が活性化
  →ゲーム行動を駆り立てる
- 依存が進むと快感を感じにくくなるため、より強い刺激を求める
  →長時間プレイ、より刺激的なゲームを選ぶなど行動が変化

得ていた快感がだんだん得られにくくなっていきます。そのため、より強い刺激を求めるようになり、長時間プレイしないと満足できない、より刺激的なゲームを選ぶなど行動が変化していきます。自分の意思で使用をコントロールできなくなるのは、こうした脳内の変化があるからなのです。

引き金に反応しやすくなる

依存症になると、依存対象のネットやゲームを使用しているときだけでなく、それに関連した刺激を見るだけでも、報酬系が反応することもわかっています。例えば、ゲームに関連したアイテムや広告などを見るだけで、ゲームをしたいという欲求が駆り立てられるということです。

行動をコントロールする働きへの影響

脳の前方にある前頭前野は、行動をコントロールする働きに関わる場所です。

健康な人とゲーム依存症の人の脳を調べたところ、後者は前頭前野の働きが低下していることがわかっています。これは、薬物依存の場合と同じような状態になっているということです。

このようにネットやゲームに関連した引き金に反応しやすくなる一方で、行動を抑制する前頭前野の機能が弱まっていることが相互に関係しているのではないかとも考えられています。

ここまで見てきたように、依存症というのは、脳内のシステムが変わってしまう病気です。しかし、適切な支援を受けることで回復は可能です。依存状態にあるとしても、ご本人や家族は自分たちで問題を抱えずに専門の治療や支援を受けることが大切になります。

脳の発達

子どもの脳は欲求や衝動をコントロールする「前頭葉」が成長段階にある

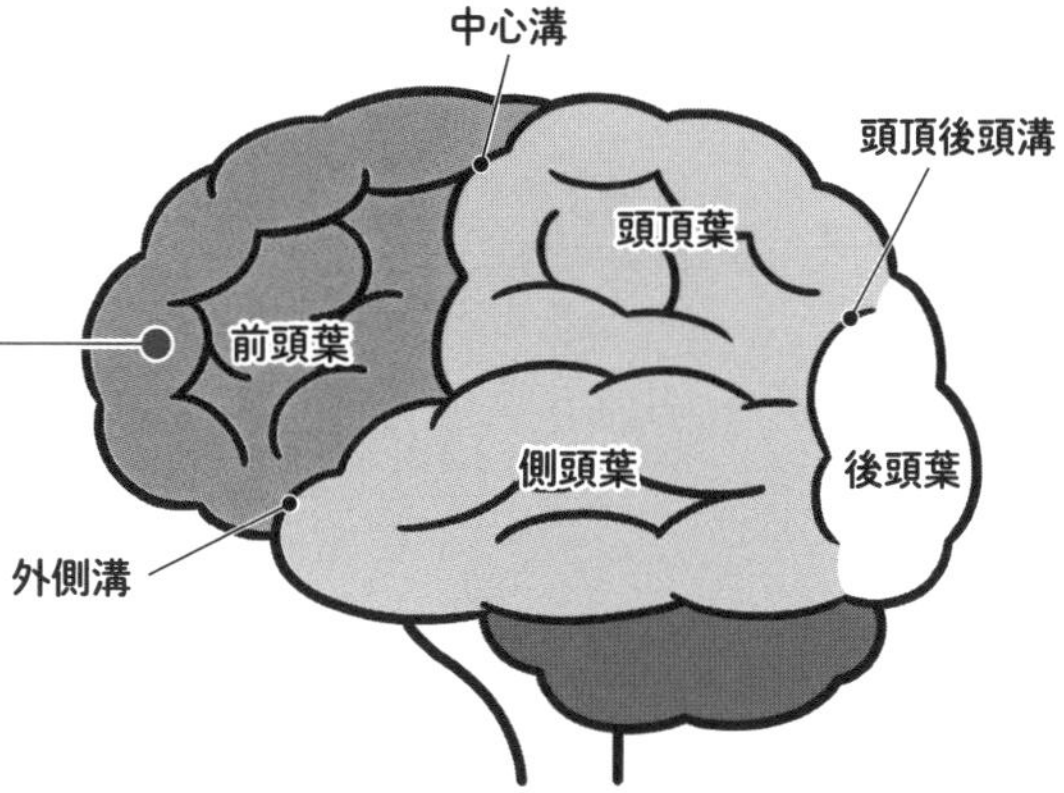

子どもは依存症になりやすい？

欲求や衝動をコントロールすることが大人より難しい

10代の子どもの脳

人の行動は、脳の前頭前野と大脳辺縁系によってコントロールされています。前頭前野は主に「理性」をつかさどり、大脳辺縁系は「本能」「感情」をつかさどっています。

10代の子どもの脳では、この感情をつかさどる大脳辺縁系と衝動的行動を抑制する前頭前野（前頭前皮質）の成熟のミスマッチが生じていることが明らかになっています。[4] 大脳辺縁系は、一般的に思春期の始まる10歳〜12歳に発達が促され、その後数年で成熟しますが、前頭前野の成熟は20歳〜25歳ごろといわれています。

10代では前頭前野の働きがないということではありませんが、完全に

脳の発達

未成年者の脳
大脳辺縁系の発達が先で前頭葉は未成熟

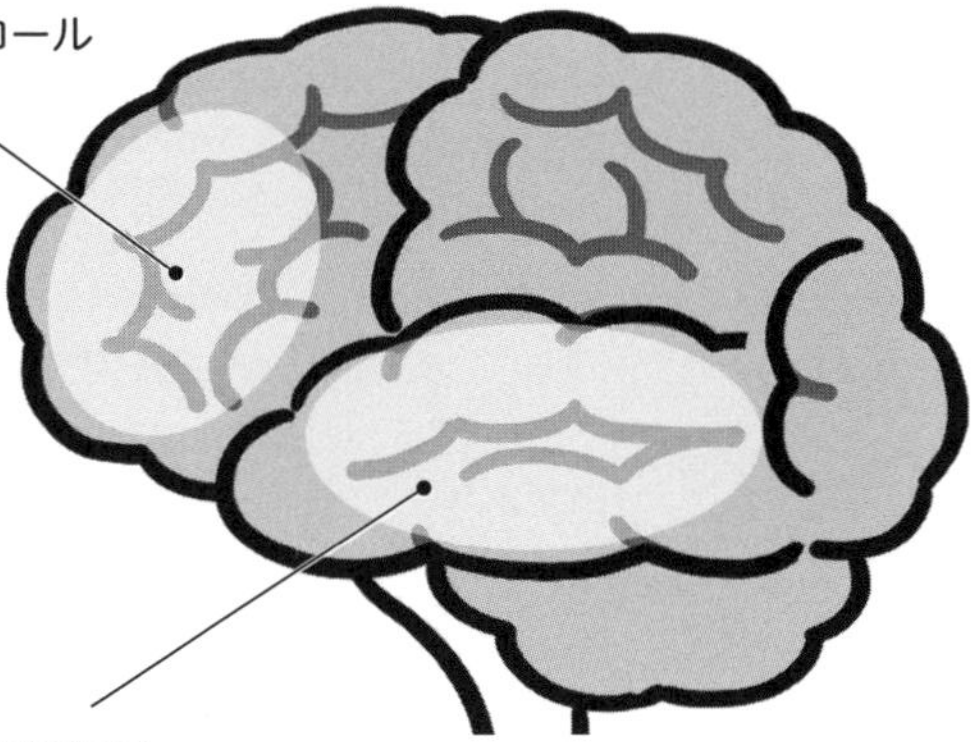

- 未成年者では特に依存症に進行するスピードが早い
- 「様子を見る」「いずれ飽きる」は危険

4）友田明美（2017）「脳科学・神経科学と少年非行」犯罪社会学研究, 42, 11-18
https://www.jstage.jst.go.jp/article/jjscrim/42/0/42_11/_pdf

成熟していないため、「〜したい」という欲求や衝動をコントロールすることやリスクを予測して行動することが、大人よりも難しいのです。

思春期の心理

思春期は子どもから大人へと移行していく時期です。そのため、心理的には不安定になりやすい時期といわれています。

思春期はおよそ10歳ごろから始まり、身体の第二次性徴に代表される急速な身体の成熟が見られます。この著しい身体の変化に対して、心がその変化に合わせて適応していくことは、この時期の発達上の課題となります。

そのため、急に大人びた言動をする一方で、幼く甘えるような言動をするなど、親から自立したい気持ちと自立に対する不安な気持ちが揺れ動く時期でもあるのです。また親の価値観や親の決めたことに対抗しようとするプロセスをとおして、少しずつ「自己」というものを確立していくのだともいわれます。

例えば、ゲームに熱中していると ころを親が注意したときに、小学校低学年であれば親の言うことに渋々でも従っていた子どもも、高学年になって激しく反発するようになったということはよく見られることです。こういったとき、親としては反発されて悲しみや怒りの気持ちを抱くかもしれませんが、成長の一つのサインでもあります。

また、思春期においては、同世代の仲間との関わりが大きな役割を果たします。自立への不安を仲間と一緒に行動することで、仲間から安心感を得ているのです。

こうした観点から見ると、現代の子どもたちは、オンラインゲームで仲間と会話をしながらゲームをする時間が安心できるひとときであるかもしれません。

子どもは成長につれ、不安定な心になってくる

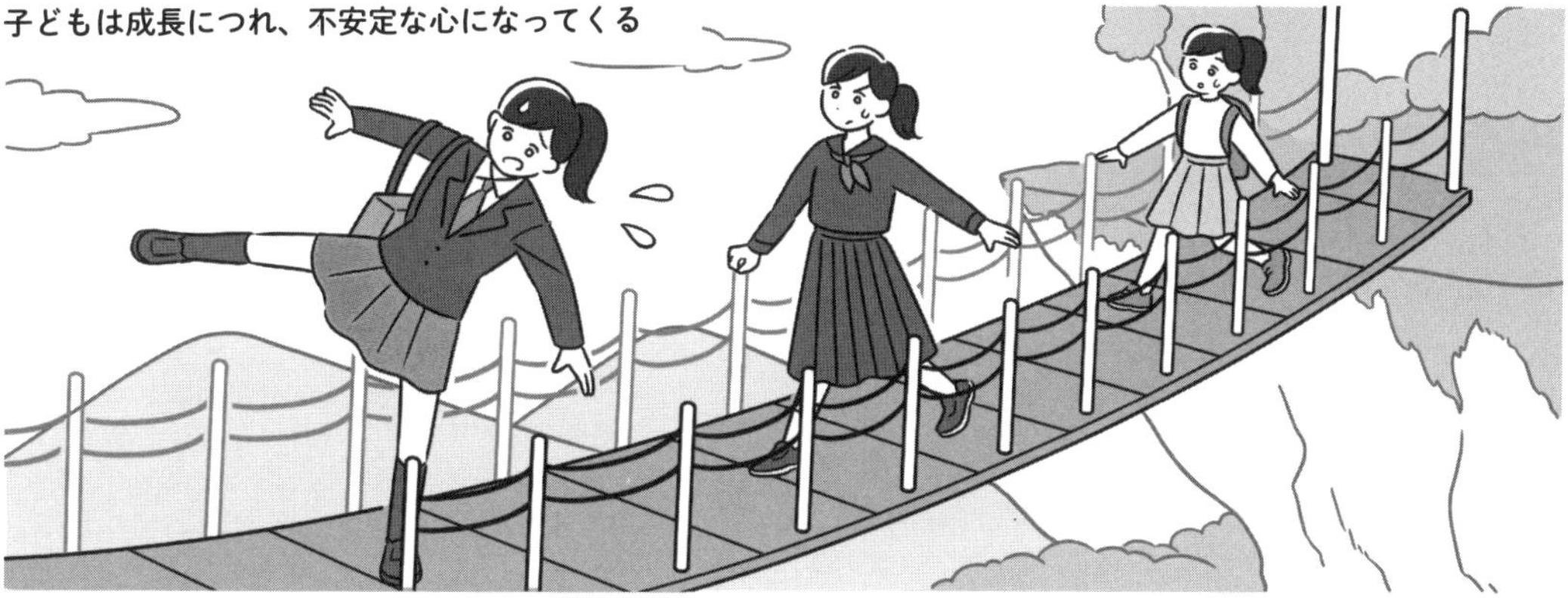

発達障害とゲーム依存は関連している？

ADHDやASDとゲーム依存との関連性が報告されている

ADHDとの関連

ADHD（注意欠如・多動症）との関連について数多く研究されており、ネット・ゲーム依存になりやすいのではないかと考えられています。私が行っているカウンセリングでも、ADHDの診断を受けている、あるいはグレーゾーンであるケースが、ほかの発達障害や精神疾患に比べて割合が多い状況があります。

どんな特徴が関連している？

今すぐに得られる満足を求めるために衝動的な行動をとりやすいことや、刺激を求める傾向などがゲーム行動とマッチングするのではないかと考えられます。

例えば、勉強などの達成感や満足感が得られるのにある程度時間がかかる活動よりも、快感がその場で得られるゲームのほうが選択されやすくなります。私たちは、日常生活で即座に得られる報酬と長期的に得られる報酬を予測して行動を選択していますが、長期的に得られる報酬を低く見積もり、今すぐに得られる報酬のほうを求める傾向があります。これを「遅延による報酬の価値割引」といいます。この遅延報酬の嫌悪が見られることが、ADHDの特徴の一つとしてあげられています。

また、ゲームにはいろいろな種類がありますが、なかでもFPS・TPSと呼ばれるシューティング系のゲーム（60ページ参照）へのハマりやすさが見られます。地道にコツコツと進めていくRPGよりも、オンライン上に毎回違うメンバーが集まって銃撃戦を行うことや、目の前の相手を倒すことなどが好まれる要素かもしれません。

ASDとの関連

ASD（自閉スペクトラム症）についても、ゲーム依存との関係が報告されています。相談事例としてはADHDと比べて多くありませんが、子どもが一つのゲームに没頭し続けていたり、好きな動画を何度も繰り返し見たりする様子を心配に思い、親などが相談に来られることがあります。

ゲーム依存と関連のある特徴とし

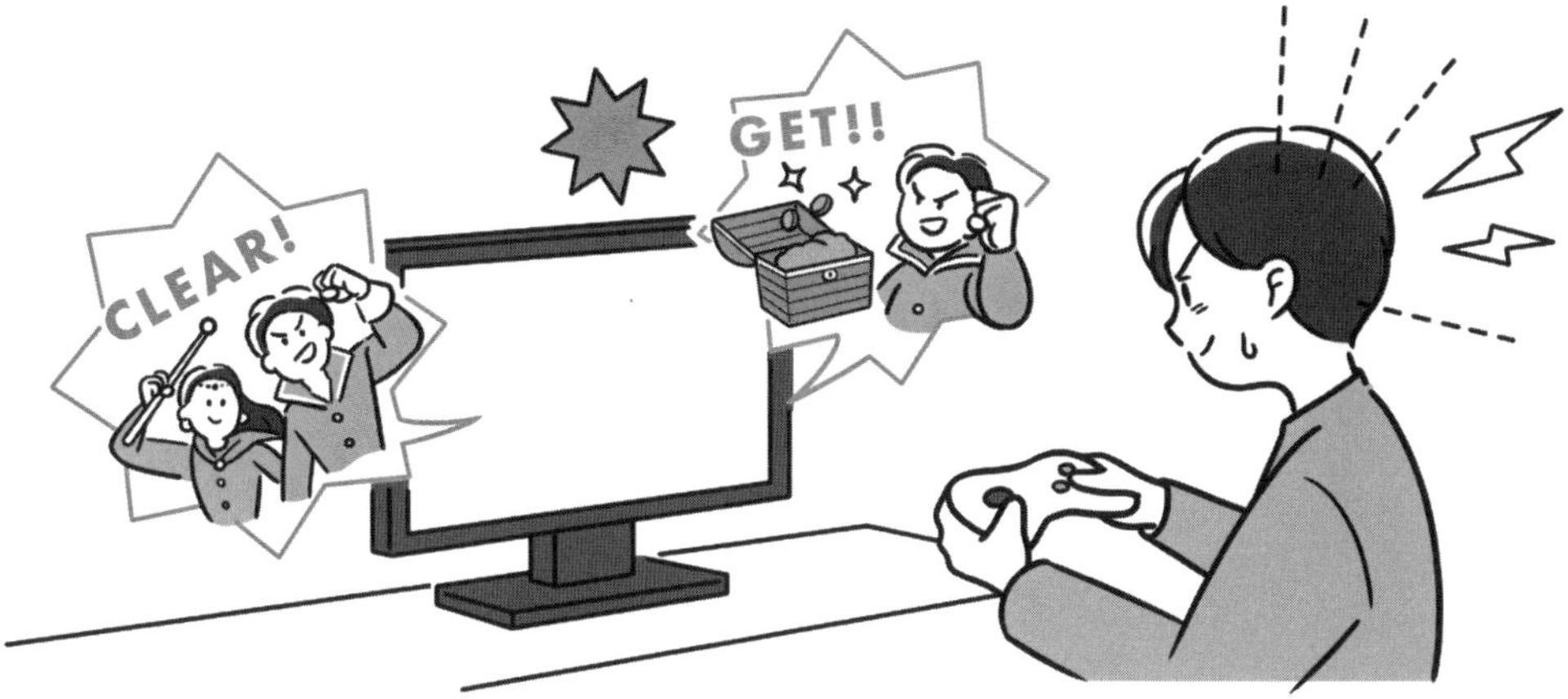

て、興味の範囲が狭く、こだわりが強いことがあげられます。好きなゲームや動画にハマって、それ以外の活動に興味を示さないために親もどうしたらよいのか困っていることが多いです。

　また、社会的なコミュニケーションの難しさから、リアルで同級生と遊ぶよりも、自宅でゲームや動画をして過ごすほうが落ち着くということもあるでしょう。

　ゲームの種類としては、ゲーム内で仲間とコミュニケーションをとりながら進めていくゲームよりも、マインクラフトといったサンドボックス（箱庭）と呼ばれるジャンルのゲーム（60ページ参照）などにハマる子が多いです。

　そこでは、ゲーム内でコミュニケーションもとれますが、コミュニケーションをとりながら進めていくというよりは、ブロックを組み合わせて建築物やオブジェなどを制作することが楽しく、また、作ったものをゲーム内の他者や家族から称賛されることで満足感を得るということがあるようです。

発達障害のある子どもが必ずしも依存になるわけではない

　子どもがゲームをやりたがったときに、保護者がゲーム依存になるからと過度に制限し、かんしゃくを誘発するなどさらなる問題を生じさせることもあります。また最近では、ＩＣＴ教育が推進されてきたことで、発達の特性に応じてＩＣＴを利活用した教育支援も充実してきました。

　ゲーム依存が危険視されることで、発達障害のある子どもにＩＣＴを活用することが躊躇されてしまうことは避けたいところです。

　ハマりやすさがあるとしても、子どもの特性に応じて、使い過ぎを防ぐ工夫をすることが重要となります。

依存になるとどういう症状が見られる？

やめたほうがよいと思ってもやり続けるなど心身に影響が

依存症になった場合に生じる主な症状

●コントロールの障害

自分の意思ではやめたくてもやめられなくなる。時間を減らさないといけないと思いながらも、ネットやゲームを続けてしまう。

●耐性

満足感を得るために、以前よりネット・ゲームに費やす時間が長くなる。より刺激の強いゲームやより高性能なコンピューター機器を求めることも耐性の表れではないかという指摘もある。

●とらわれ

ネットやゲームをすることが生活の中で最も重要な活動になっている状態。ネットやゲームに関する考えや行動が中心になり、それ以外の興味関心が低下する。

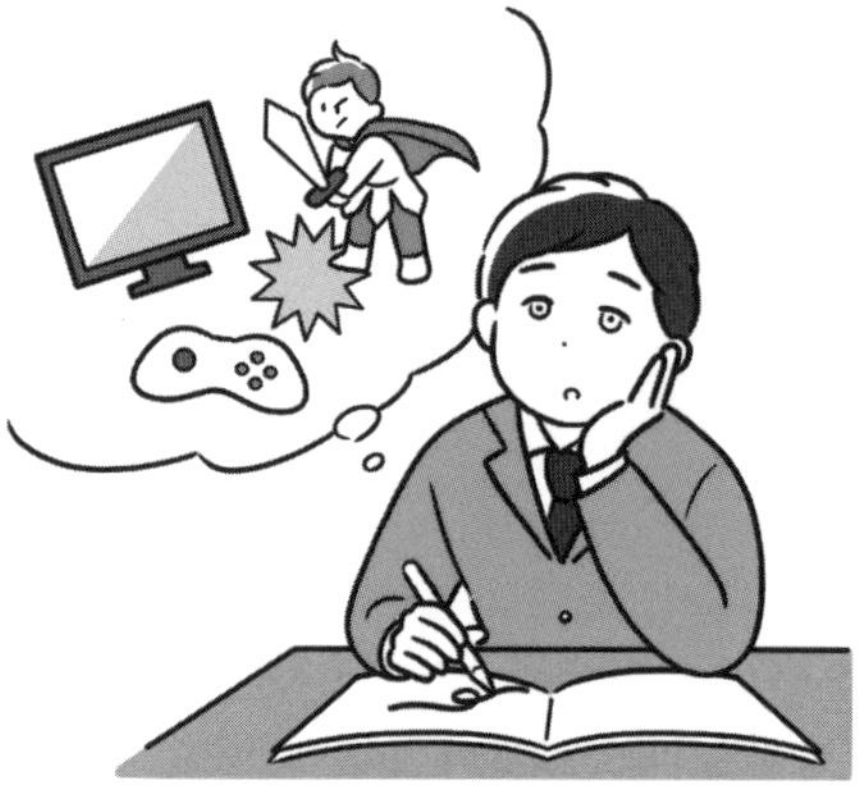

●離脱症状

夢中になっているネットやゲームができないときに、落ち込みや、イライラ、不安を感じる。暴力的な言動や身体の震え、動悸といった身体面の変化が見られる場合もある。

●葛藤

ネットやゲームのやり過ぎに関連して、「やめたほうがいいのでは」「他にやらないといけないことがあるのに」と葛藤したり、家族など周囲から指摘されて対立を繰り返すこと。

●気分修正

嫌な気分を紛らわしたり、ストレスから逃避したりするためにネットやゲームをする。

社会生活や心理面への悪影響

●学校や勉強

成績が下がる、宿題や課題に手がつかない、授業に集中できないなど。学業不振により、「どうせ自分なんて……」と自信がなくなり、心理面に影響を与えることも。

●睡眠

睡眠時間が短い、朝起きられない、睡眠リズムが不規則になる、昼夜逆転するなど。睡眠リズムの乱れのために学校に遅刻、欠席するといった日中活動にも影響する場合がある。

●心理面

不安やうつ状態との関連が明らかになっている。ネットやゲームの時間が長くなり、社会生活や対人関係に問題が生じることで、さらに不安や絶望的な気持ちを強めて、うつ的になるという悪循環に陥ることがある。また、ゲーム依存において攻撃性の高さも報告されている。

●人間関係

現実の友人との関係が希薄になる、家族との対立が増える一方で、オンラインの人間関係を優先する。

●食生活・身体面

眼精疲労など視力への影響。座りっぱなしの姿勢が続くことによる筋力の低下。食事面では、食事量が減る、ジャンクフードやお菓子などで済ませることによる低栄養などが見られる。

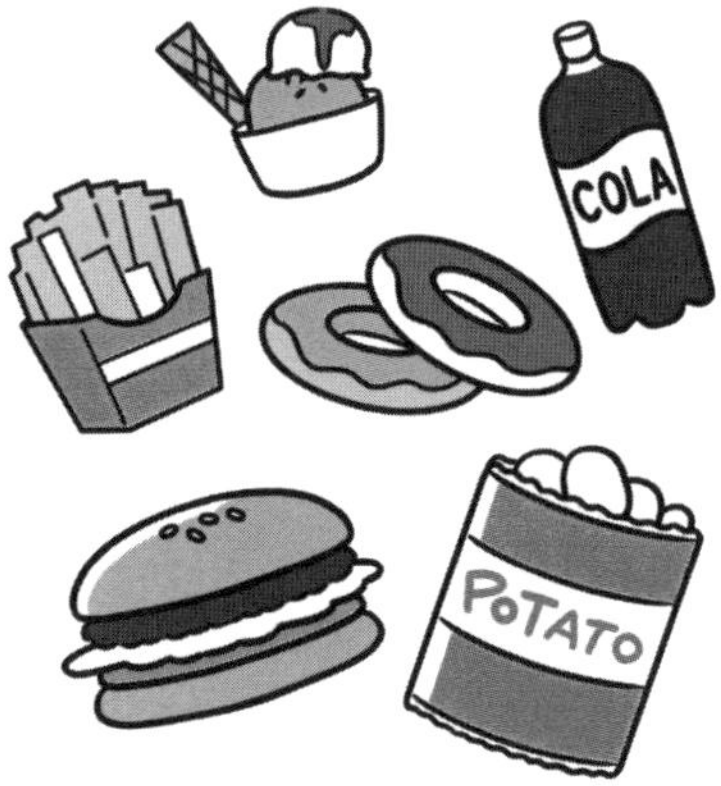

ネットの過剰使用によって生じる影響

人間関係	睡眠	心理面	食生活	身体面
親との対立 友だち付き合いが減る、なくなる	夜ふかし、寝坊 睡眠不足 遅刻・欠席	イライラ 自信の低下 落ち込み・不安	不規則 小食・過食 低栄養	運動不足 視力低下 疲労感

不登校・ひきこもりの要因にも

ネット依存・ゲーム依存のスクリーニングテストを活用する

ネット・ゲーム依存からの回復には、早めにそのサインに気づくことが大切になります。また、自分自身のネット・ゲームとの付き合い方を定期的に見直すことで依存を防ぐこともできます。

ここでは簡便に依存度をチェックできるスクリーニングテストを紹介し、その活用方法を解説します。

●ネット依存のスクリーニングテスト

ヤング博士が開発したＹＤＱ(Young Diagnostic Questionnaire)は、項目数が少なく、子どもでも文章を理解することができれば実施することができます。このテストでは、8項目中、5つ以上当てはまった場合に依存傾向が疑われます。

ネット依存度テスト YDQ（Young Diagnostic Questionnaire）

		はい	いいえ
1	あなたはインターネットに夢中になっていると感じていますか？（例えば、前回にネットでしたことを考えたり、次回ネットをすることを待ち望んでいたり、など）		
2	あなたは、満足を得るために、ネットを使う時間をだんだん長くしていかねばならないと感じていますか？		
3	あなたは、ネット使用を制限したり、時間を減らしたり、完全にやめようとしたが、うまくいかなかったことがたびたびありましたか？		
4	ネットの使用時間を短くしたり、完全にやめようとしたとき、落ち着かなかったり、不機嫌や落ち込み、またはイライラなどを感じますか？		
5	あなたは、使い初めに意図したよりも長い時間オンラインの状態でいますか？		
6	あなたは、ネットのために大切な人間関係、学校のことや、部活のことを台無しにしたり、危うくするようなことがありましたか？		
7	あなたは、ネットへの熱中のしすぎを隠すために、家族、学校の先生やその他の人たちに嘘をついたことがありますか？		
8	あなたは、問題から逃げるために、または、絶望的な気持ち、罪悪感、不安、落ち込みなどといった嫌な気持ちから逃げるために、ネットを使いますか？		

「はい」「いいえ」で回答し、「はい」が5つ以上の場合に依存傾向が疑われる。

Young, K. (1998). Internet addiction: The emergence of anew clinical disorder.
CyberPsychology & Behavior, 1(3),237-244.　翻訳：独立行政法人 国立病院機構 久里浜医療センター

●ゲーム依存のスクリーニングテスト

下記テストは、カウンセリングや研究でよく用いられています。このテストでは、過去12か月の間にどのくらい頻繁にあったかを3段階で回答します。採点した結果（採点方法は表を参照）、5点以上の場合はゲーム依存傾向が疑われます。

テストの活用方法や注意点

これらのスクリーニングテストは、本人が自分で回答する形式です。子どものネット・ゲーム依存が心配な場合は、親子で一緒にチェックしてみてください。また、あくまでも簡易的にスクリーニングするために使用するものなので、診断基準ではありません。正確な診断は専門医の診察を受ける必要があります。

テストの結果や子どもの様子で心配な点や困っていることがあれば、専門の医療機関や相談機関に相談してみることをお勧めします。

IGDT-10（インターネットゲーム障害テスト）

		全くなかった	ときどきあった	よくあった
1	ゲームをしていないときにどれくらい頻繁に、ゲームのことを空想したり、以前にしたゲームのことを考えたり、次にするゲームのことを思ったりすることがありましたか。			
2	ゲームが全くできなかったり、いつもよりゲーム時間が短かったとき、どれくらい頻繁にソワソワしたり、イライラしたり、不安になったり、悲しい気持ちになりましたか。			
3	過去12か月間で、十分ゲームをしたと感じるために、もっと頻繁に、またはもっと長い時間ゲームをする必要があると感じたことがありますか。			
4	過去12か月間で、ゲームをする時間を減らそうとしたが、うまくいかなかったことがありますか。			
5	過去12か月間で、友人に会ったり、以前に楽しんでいた趣味や遊びをすることよりも、ゲームの方を選んだことがありますか。			
6	何らかの問題が生じているにもかかわらず、長時間ゲームをしたことがありますか。問題とは例えば、睡眠不足、学校での勉強や職場での仕事がはかどらない、家族や友人と口論する、するべき大切なことをしなかった、などです。			
7	自分がどれくらいゲームをしていたかについて、家族、友人、または他の大切な人にばれないようにしようとしたり、ゲームについてそのような人たちに嘘をついたことがありますか。			
8	嫌な気持ちを晴らすためにゲームをしたことがありますか。嫌な気持ちとは、例えば、無力に感じたり、罪の意識を感じたり、不安になったりすることです。			
9	ゲームのために大切な人間関係を危うくしたり、失ったことがありますか。			
10	過去12か月間で、ゲームのために学校での勉強や職場での仕事がうまくできなかったことがありますか。			

「全くなかった」と「ときどきあった」の回答は0点、「よくあった」は1点、質問9または10のどちらか、または両方が「よくあった」場合に1点。評価：5点以上の場合、ゲーム依存傾向が疑われる。

Király, O. (2017). Validation of the Ten-Item Internet Gaming Disorder Test(IGDT-10) and evaluation of the nine DSM-5 Internet Gaming Disorder criteria. Addictive Behaviors, 64, 253-260.　翻訳：独立行政法人 国立病院機構 久里浜医療センター　なお、採点方法はKirályの論文に基づく

COLUMN 1

プロゲーマーとの違い

プロゲーマーとは

プロゲーマーは、eスポーツの大会などで報酬を得るなどゲームによって生計を立てている人です。多くはチームに所属していますが、個人で動画配信やメディア出演などをしている人もいます。海外では、ゲームもスポーツとして認知されており、賞金総額が数十億の大会も開催されるなど発展しています。日本でもeスポーツ部を設ける高校や、プロゲーマーを養成する専門学校もあり、注目されています。

ゲーマーと依存は何が違う?

プロとして活躍するには、相当の練習時間が必要になります。一方、ゲーム依存の場合も1日に長時間ゲームをするようになります。同じように長時間ゲームをしていても違いはあるのでしょうか。

ゲーム依存の人とプロゲーマーの脳の構造や機能を比較した研究において、プロゲーマーはゲーム依存の人よりも依存的な行動をコントロールする役割をもつ前帯状回の灰白質体積が増加していることが示されています。

プロゲーマーは、一般的なスポーツ選手と同じように、ゲームをプレイすることをトレーニングとして捉え、さまざまな戦略を学ぶために練習しています。さらに管理されたライフスタイルや行動、厳しいトレーニングに耐えることなどが脳の構造や機能の違いに影響しているのではないかと考えられています。脳の観点からもプロゲーマーと依存状態は異なるということがわかります。

したがって、ゲームに熱心に取り組んでいるだけでは依存とはいえず、実際にゲームにのめり込むことでどういった問題が起こっているのかを丁寧に見ていくことが大切です。

ゲーム依存

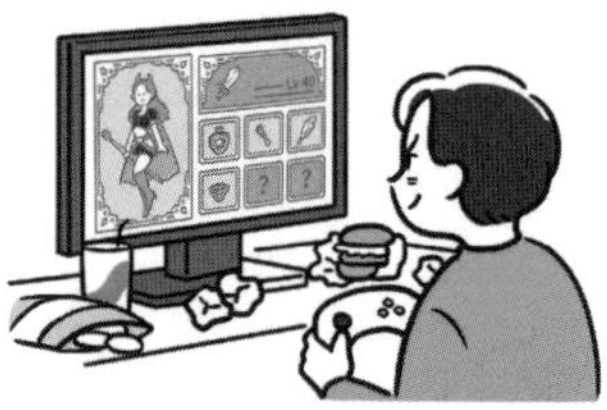

プロゲーマー

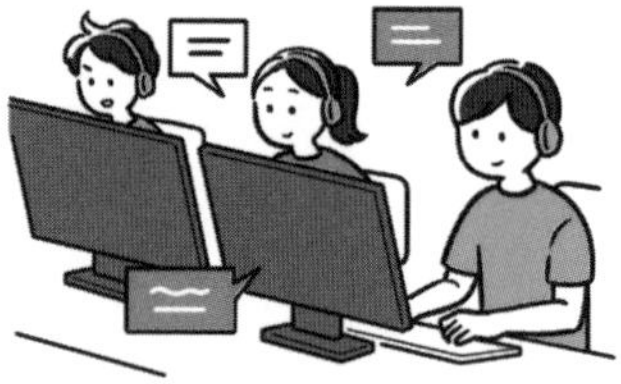

- ゲームによって収入を得ている。プロチームに所属
- 1日7〜10時間 試合のために練習を行う
- 規則正しい生活を送る
- ゲームをプレイするうえで高いスキルをもつ

第2章

ネットやゲームに依存しないためには？

ネット・ゲームの利用時間をほどほどにする

長時間の習慣化は依存のリスクを高める

ゲームや動画を長時間使用する状態が続くと、それが当たり前になり習慣化してしまいます。その結果、依存状態になり、生活に支障が出てきてしまうのです。

久里浜医療センターが行ったゲームに関する実態調査でも、ゲーム時間が長くなるにしたがって、学業や仕事のパフォーマンスが低下した人の割合が高くなっています。ときおり長時間になってしまうのは、仕方のないことかもしれませんが、習慣化したものを変えていくのは、大変な労力が必要になります。そのため、子どもにとって問題の出ない「ほどほど」の時間を決めていくことが、大切になるのです。

ゲームのために学業成績や仕事のパフォーマンスの低下があったか

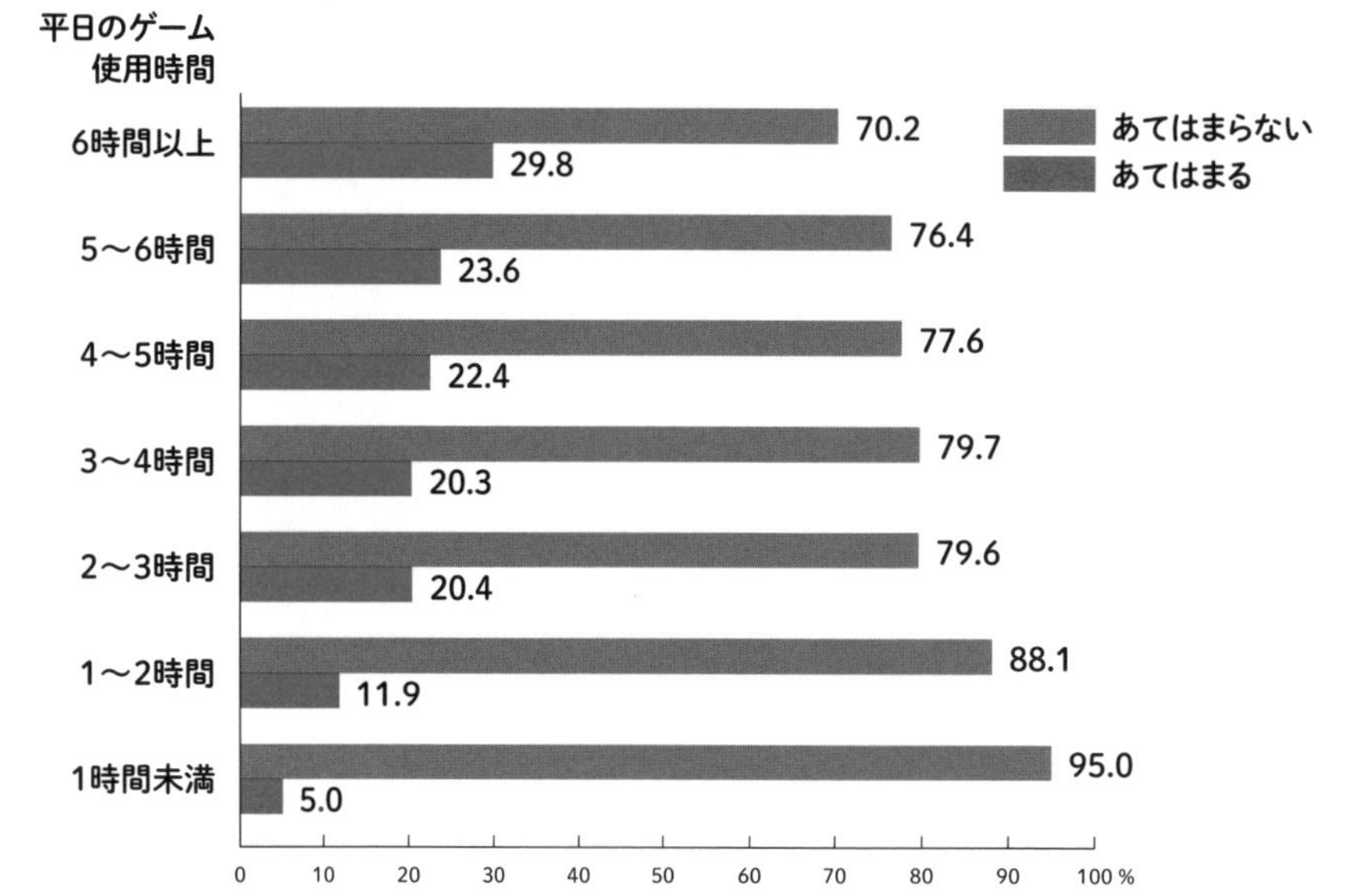

ゲーム時間が長くなるにしたがって学業や仕事に影響が見られる傾向

国立病院機構久里浜医療センター（2019）ネット・ゲーム使用と生活習慣についてのアンケート結果
https://www.ncasa-japan.jp/pdf/document17.pdf

ほどほどの時間とは

20ページでも説明しましたが、どのくらいの時間で依存になるかということは明らかになっていません。「ほどほど」の時間は、子どもの生活状況などによって異なってきます。

また、年代によっても変化します。例えば、小学生のときは1時間くらいで十分だったけど、中学生になり友だちとオンラインゲームをするときに1時間で自分だけ抜けると友だちに迷惑をかけてしまうというケースもよく耳にします。思春期に入り、同世代の友人関係が重視されてくると、交友関係によってもネットやゲームの時間は異なるかもしれません。

平均的な使用時間

参考までに、小学生、中学生、高校生における娯楽目的での1日のインターネット使用時間の調査結果を紹介します。

小学生では平均140分、中学生では平均162分、高校生では193分となっています。年齢が上がるにつれ、全体的に使用時間も長くなっていることがわかります。

このような全国的な平均なども参考にしながら、家庭ごとに使用時間を考えてみてください。

過度の時間制限は効果的でないことも

子どもも合意している場合は別ですが、親が一方的に時間を制限することで、子どもが不満を募らせてしまうことがあります。それにより、親子関係が悪くなり、子どもが親に反発して、言うことをますます聞いてくれなくなったり、隠れてゲームをしたりなど問題が起きてしまいます。

「ちょっと厳しすぎるかも？」と思ったときは、長時間にならない範囲で、子どもがネットやゲームを楽しめる時間設定を考えてみてほしいと思います。

趣味・娯楽目的での1日のインターネット利用時間

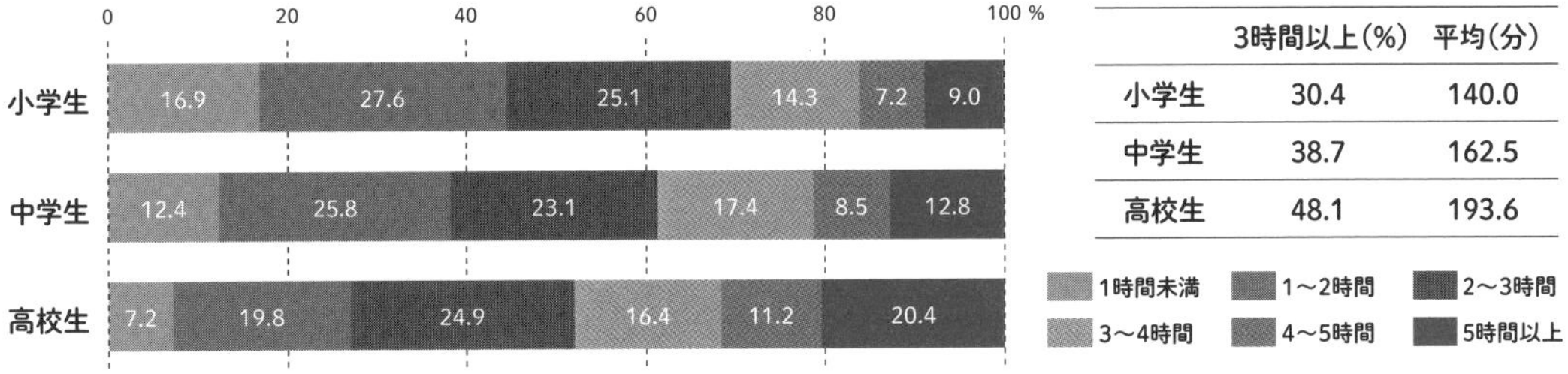

	3時間以上（%）	平均（分）
小学生	30.4	140.0
中学生	38.7	162.5
高校生	48.1	193.6

内閣府　令和3年度 青少年のインターネット利用環境実態調査（PDF版）P.90より作成
https://www8.cao.go.jp/youth/kankyou/internet_torikumi/tyousa/r03/net-jittai/pdf/2-1-1.pdf

子どもがどのくらい使っているのかを知る

まず子どもが1日の中でどのくらいネットやゲームを使用しているのかを知ることから始めてみましょう。

円グラフや記録表で可視化する

親から見ると、なんとなく使い過ぎているような気がするけど、子ども本人はそんなに使ってしないと感じているということはよくあるものです。またゲームや動画に夢中になっ

振り返る

子どもの1日を円グラフにしてみましょう

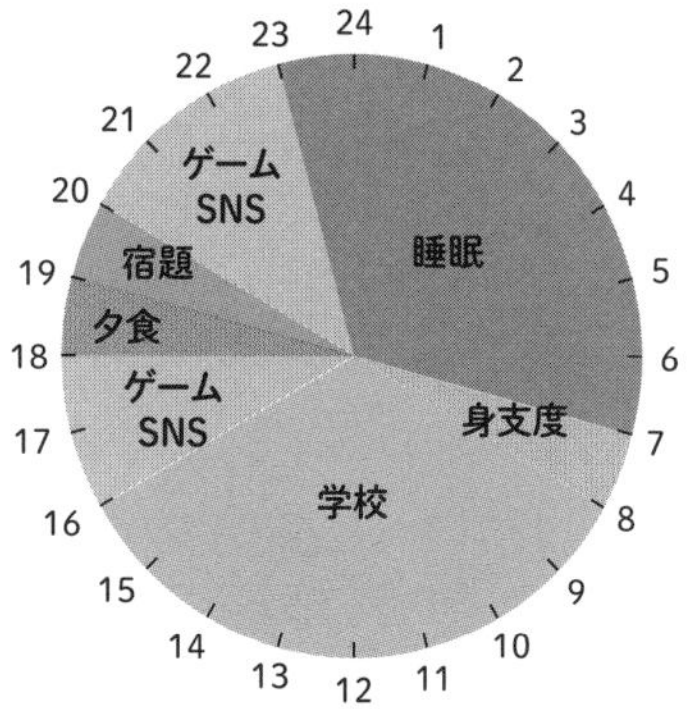

1週間の活動記録を書いてみましょう

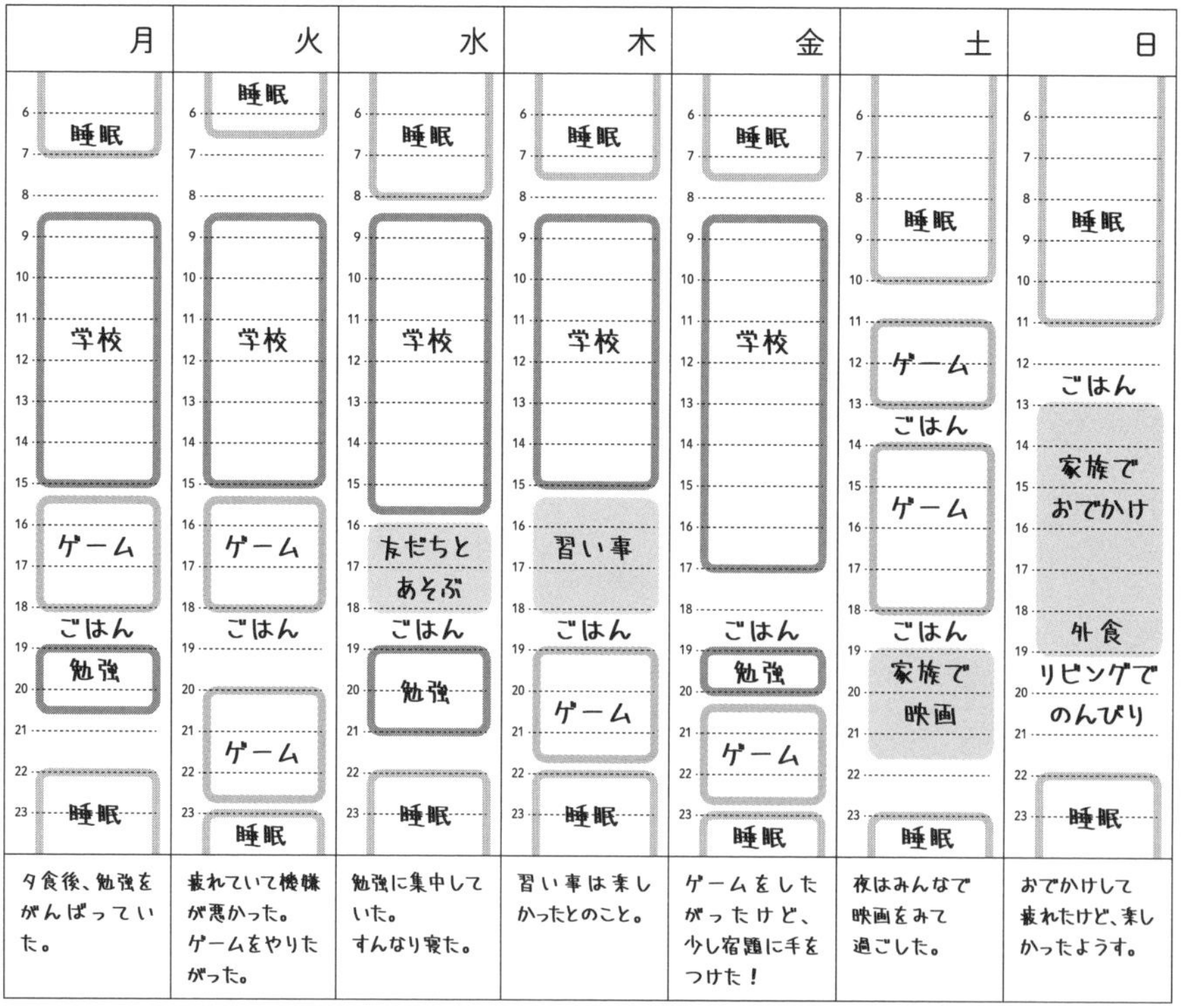

ていると時間を忘れてしまい、知らず知らずのうちに長時間になっているということもあります。

実際はどういう使用状況なのかを一度可視化してみることで、親子で一緒に客観的な形で振り返ることができます。カウンセリングでもこのようなツールを活用して、子ども本人や家族に記入してもらっています。

このような円グラフや活動記録はネットやゲーム以外の活動や生活習慣全体を振り返ることができるという点でもお勧めです。円グラフなら平日と休日それぞれ書いてみる、活動記録表であれば1週間分振り返ってみるとよいでしょう。

スクリーンタイムを活用してもよい

記録を書き込む時間がないときや子どもが書くことを嫌がる場合は、スマホやタブレットのスクリーンタイムを確認するだけでもOK。より客観的な情報を、手間をかけずに把握できる点では優れています。

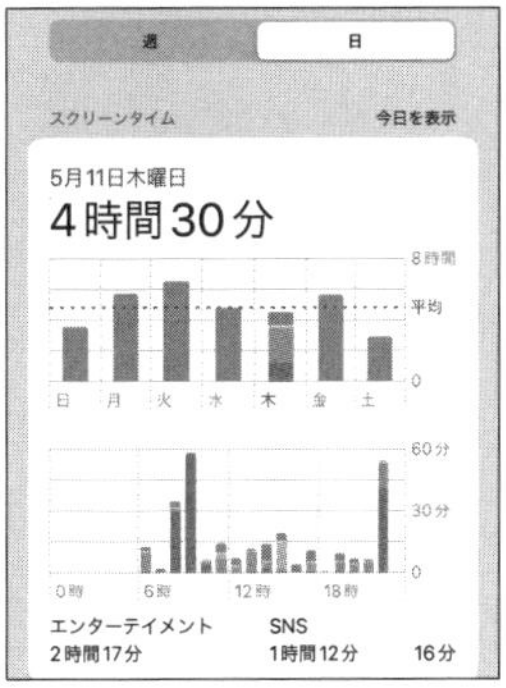

アプリなどの使用時間がわかる「スクリーンタイム」

1日単位や週単位で見てみると、長時間になりやすい時間帯や曜日がわかります。また、アプリごとでも時間を確認できるので、夢中になりやすいアプリもわかります。

使用状況から適度な使用を考える

使用状況を確認し、適度な使用を話し合う際のコツは、まず先に「うまくいっていること」を確認することです。例えば、「うわっ！こんなに使ってるの？」といったように否定的な態度を子どもに示してしまうと「もう親には見せたくない」と思ってしまいます。そうではなく、睡眠時間は一定になっているとか、習い事に行けていることや勉強する時間があることなど、ささいに思えるようなことでもあらためて頑張っていることやできていることに注目してほしいと思います。

そのうえで、うまくいっていない状況（使い過ぎてしまう）を確認します。例えば、3時間以上使っている日は勉強や睡眠がおろそかになっているなどです。使用時間帯に着目すると、日曜日は朝から夜まで動画やゲームに費やすため、寝つきが悪くなり、月曜日の朝は遅刻ぎみになっているとか、平日に習い事の後にゲームを始めるとやめられなくなり寝る時間が遅くなるということもあります。

このような状況が見えてくると、子どもにとって、適度な時間やゲームを楽しみつつも、問題が起きにくい時間帯が検討しやすくなるでしょう。

家庭での使用ルールを作るコツ

厳しすぎるルールは効果的ではない

さまざまな研究で、ゲームに対する否定的な親の態度や一方的で厳しい制限は効果的ではないことがわかっています。

カウンセリングでも、親が子どもの意向を聞かずに極端に厳しいルールを決めていたり、覚えられないくらいの細かなルールをたくさん決めていたりすると、子どもは納得できずに反発する結果、親に隠れてネットやゲームをするという状況に出会います。親としては心配に思う気持ちからルールを作ろうとするのですが、功を奏せず落胆するという悪循環になってしまいます。

多すぎる、厳しすぎるルールは効果的でない

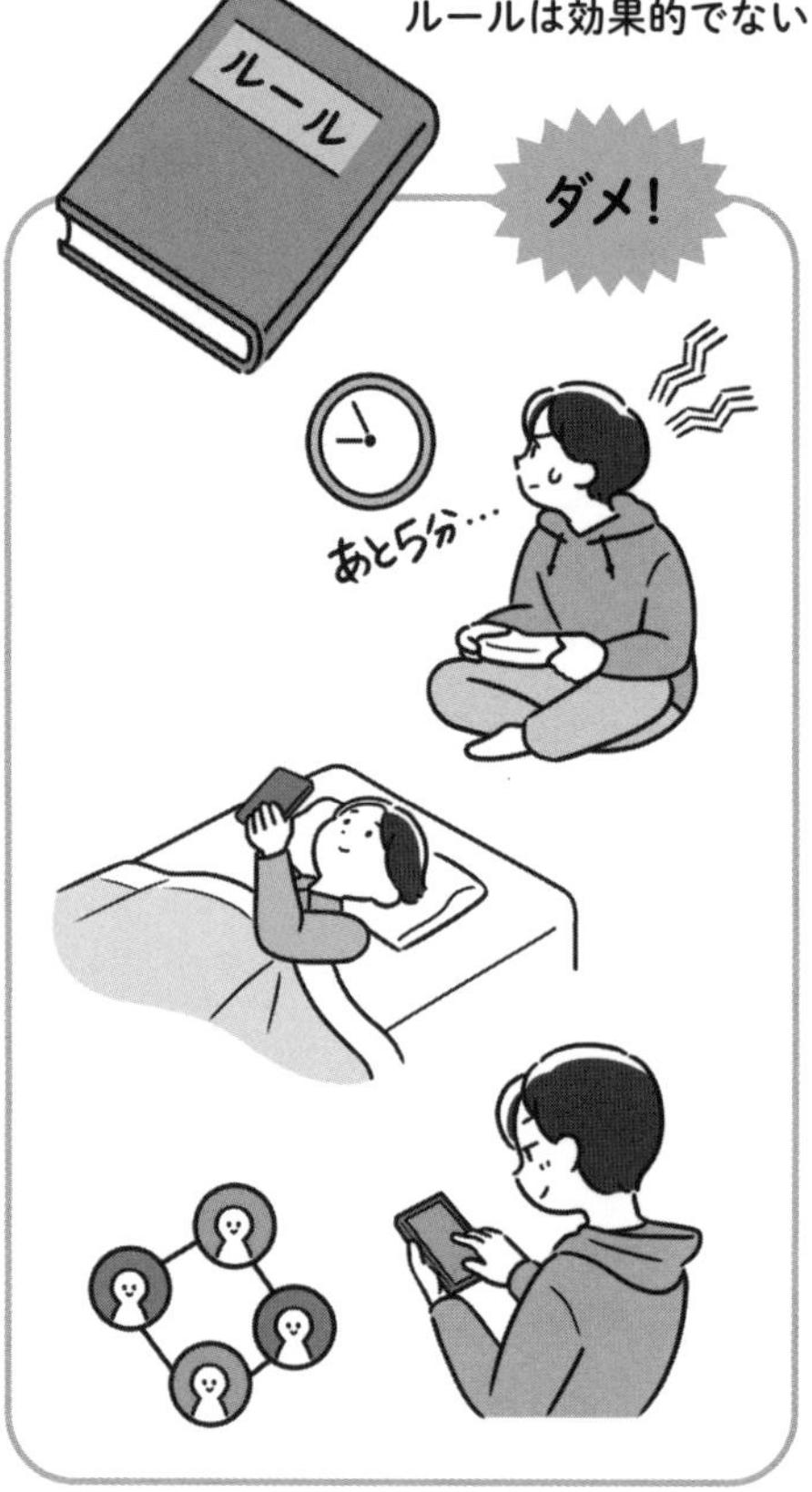

親子で一緒に落としどころを見つける

ルールを作るうえで大切なことは「親子で一緒に決める」ということです。その際にお互いの意見を聞きながら、落としどころを見つけて子どもの合意を得ることを目指します。

前述した使用状況の記録を見ながら話すことで、子どもを責めたり、批判したりせずに、ほどよい使用時間や時間帯を探ることができます。

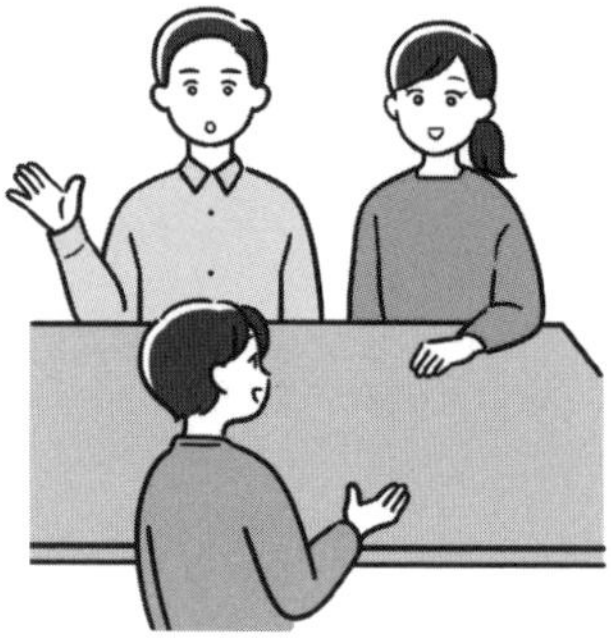

子どもの気持ち・考えを傾聴する

話し合う際は、親の意見や考えはいったん脇に置いてください。まずは子ども自身がどう考えているのか、どうしたいと思っているのかを聞いてみてください。これは小学生でも中・高生でも同じです。親に自分の考えを尊重されているという感覚が、その後の話し合いをスムーズにします。

また、子どもが話してくれたら「そんなのダメに決まってるよ」とか「それは無理だよ」と真っ先に否定するのではなく、「そう考えてるんだね」「教えてくれてありがとう」などと十分に受け止める言葉をかけます。

子どもの考えを聞いたうえで、親はこう思っていると穏やかに伝えます。視力や勉強のことなど具体的にどういうことを心配に思っているか、それに関する資料があれば、見せながら伝えるとよいでしょう。

子どもの気持ちや考えを聞く

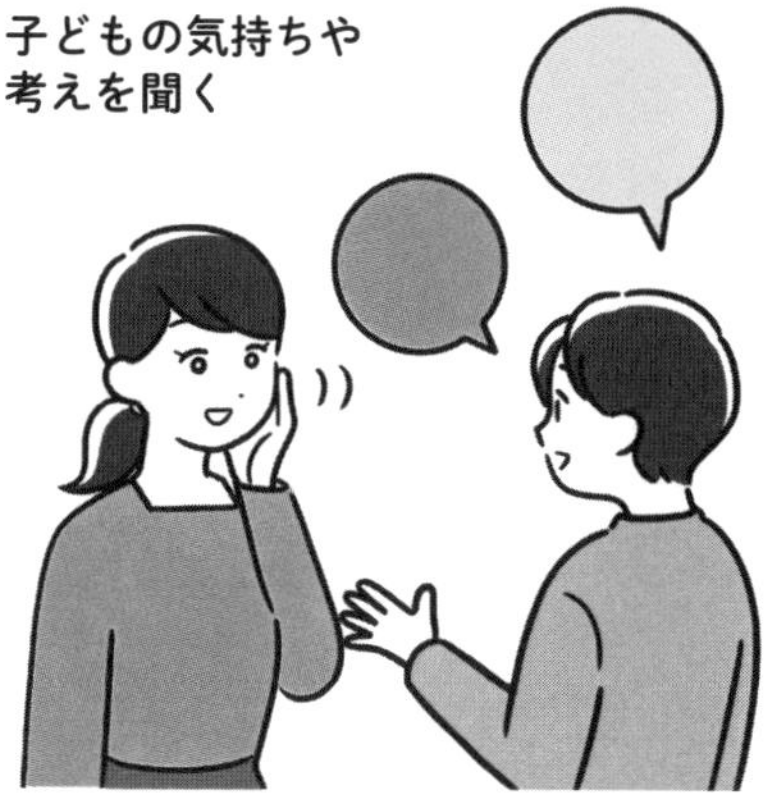

子どもが現実的に達成可能なレベルに

こうしたお互いの考えを出し合って、実際にルールを決めていきます。ルールを作ったら、それが、現実的に子どもができそうなレベルのものか確認してください。また「〜しない」ではなく「〜する」という肯定文にすると行動しやすくなります。

なるべくゲームはやらないようにする
▼
ゲームは1日○時間、
21時にゲーム機をしまう

視覚化する

決めたルールは大抵すぐに忘れます。またゲームを始めると夢中になって忘れることもあります。そのため、すぐに確認できるよう紙に書き出すなどして視覚化しておきましょう。そうすることで、親も何回も繰り返し注意することも防げます。

ルールを視覚化する

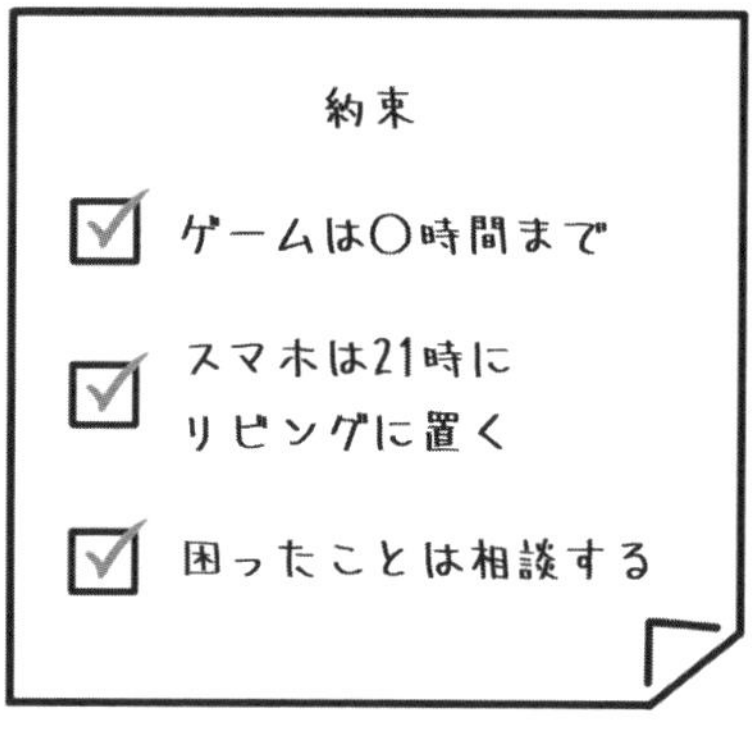
約束
ゲームは○時間まで
スマホは21時に
リビングに置く
困ったことは相談する

ペアレンタルコントロール活用のポイント

ペアレンタルコントロールとは

子どもがパソコンや携帯電話・スマートフォンやゲーム機などの情報通信機器を利用する際に、親が見守り、必要に応じて制限する取り組みのことです。

スマホやタブレット、ゲーム機などのデバイスにも、子どもが安全に利用できるように見守り、管理するための制限機能が搭載されています。機能の内容は、デバイスによって異なりますが、不適切なサイトへのアクセスを制限するもの、子どもの位置情報を確認するもの、購入やダウンロードの制限、使用時間に関する設定など多岐にわたります。

ペアレンタルコントロールはあくまで補助手段

ペアレンタルコントロールを活用する場合には、その機能に頼ったり、絶対視するのではなく、子どもとのコミュニケーションを土台としながら、その補助手段としてペアレンタルコントロールの機能を活用するくらいの心構えが望まれます。

ルールに合わせて設定しよう

やってはいけないのは、子どもと決めたルールを超えて使用時間の制限をかけること、中・高生以上の年代では子どもに内緒で使用状況を監視することは、信頼関係を損ねてしまうので避けましょう。

ルールのバックアップとして制限機能を活用

ゲーム機

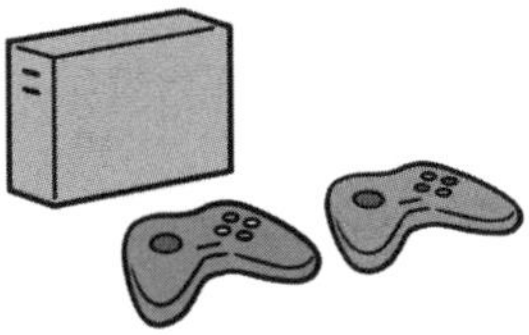

コミュニケーション設定
課金の制限
時間制限

スマホ・タブレット

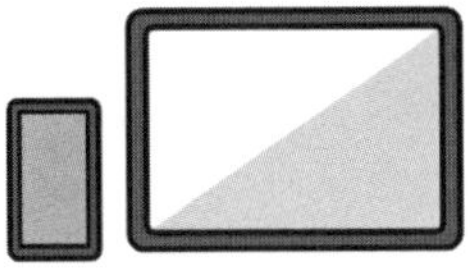

スクリーンタイムの設定
課金の制限
WEBのアクセス制限

Wi-Fi

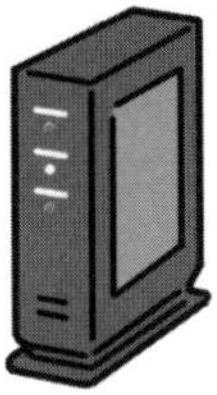

タイマー設定

小学生の例

ルール

- ゲームは2時間
- 知らない人とチャットをしない
- 課金はしない
- 夜21時以降はゲームをやめて就寝準備をする

ペアレンタルコントロール

- ゲーム機の1日に遊ぶ時間を2時間に設定
- コミュニケーション機能をオフ
- オンラインストアへのアクセスにパスワードをかける
- ゲーム機の遊べない時間帯を設定

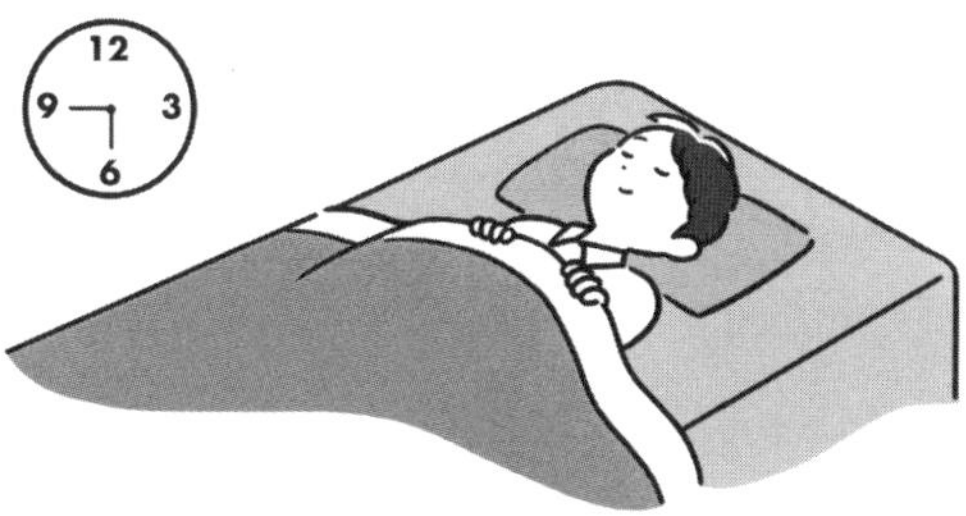

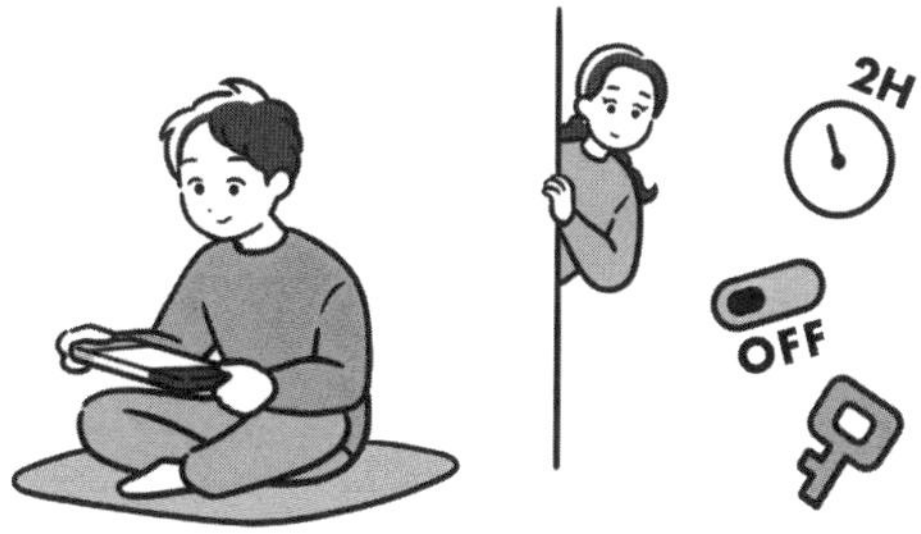

中学生の例

ルール

- スマホの連絡以外のアプリは18時～22時で使用許可
- 夜22時以降スマホ・ゲームはしない
- 不適切なサイトにアクセスしない
- 課金したいときは相談してプリペイドカードで購入

ペアレンタルコントロール

- アプリごとにスクリーンタイムを設定
- ゲーム機、スマホの使用時間を設定
- フィルタリング機能
- 端末ごとに課金機能を制限

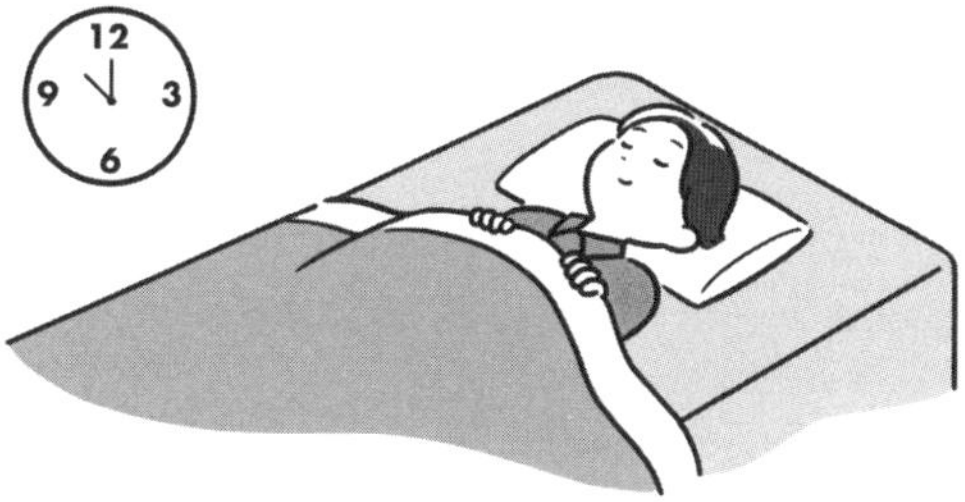

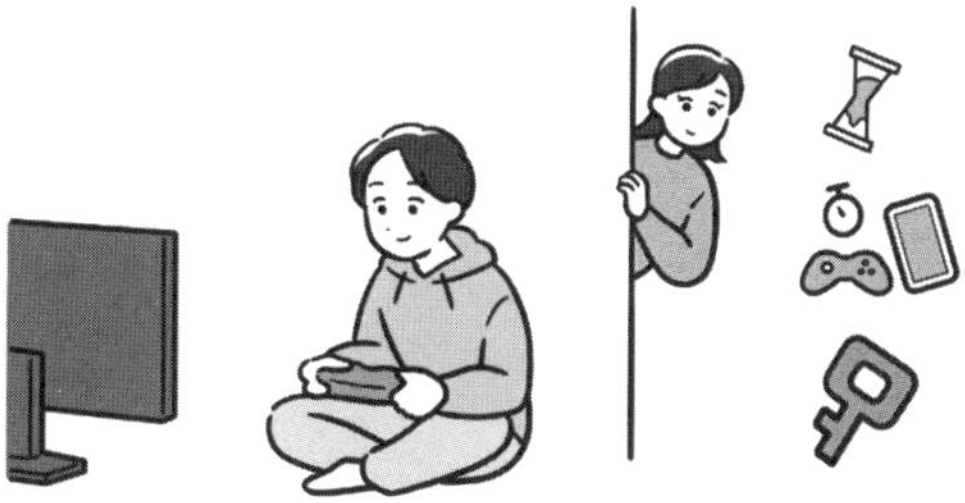

ルールを作っても守らないときはどうすればいい？

一方的に取り上げる、罰を与えるのはＮＧ

ルールを決めたのに、時間を超えて使っていると、スマホやゲーム機を取り上げてしまいたくなるかもしれません。しかし、予告なく一方的に取り上げたり、罰として長時間ネットを断つなどを繰り返したりすると、隠れてゲームをする、過度の課金やネット上のトラブルを親に相談しなくなるなど、さまざまな面で問題が生じる可能性もあります。

そこで、取り上げる前に大切にしたい心構えや試してほしいことを紹介します。

最初から１００％を目指さない

ルールを決めたからといって、今日や明日からすぐに行動を変えられるわけではありません。また、ゲームや動画、ＳＮＳは、いかに夢中になって長時間使用させるかを考えて作られているので、１００％守れるようになることは至難の技です。

加点方式で関わる

まずはできなかったことを責めるのではなく、一定期間様子を観察してルールを守れたときに十分にほめてあげることやポイントなどを活用して達成感を得られるような工夫をしてみるとよいでしょう（詳細は48ページを参照してください）。

また、ルールを作る前だけでなく、ルールを作った後も定期的に使用状況をチェックすることで、よりよいルールになるよう見直すことも大切です。

ルールを守れるようにするには

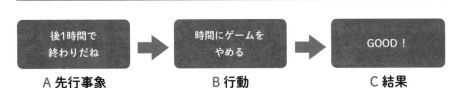

後1時間で終わりだね → 時間にゲームをやめる → GOOD！

A 先行事象　B 行動　C 結果

約束を守ることを強化する！

行動の後に本人にとって望ましいことが起こることによって、その行動が増える。
（69ページの「行動」の基本的枠組みを参照）

ルールを守りやすい環境を考える

ルールを守るかどうかは、子どもの「意志」や「やる気」の問題ではありません。ルールを守りやすい環境設定が重要です。

　例えば、朝起きて、すぐにゲームをしたいという気持ちを起こさせないために、ゲーム機は目の届かない場所にしまっておく。その代わりに好きな朝ご飯を出すなど、ゲームがなくても心地よく過ごせるように工夫をすることもできます。

　また、宿題をしなさいと注意すると子どもが反発する場合は、事前に宿題をする時間を子どもと決めておきます。その時間はゲーム機やスマホはしまっておくということを共有しておくことで、お互いに見通しをもって行動できます。

スケジュールを工夫する

ゲームの後に、勉強など子どもにとっておっくうなことや嫌いな活動をさせようとするとやめにくくなります。宿題や課題が終わったらゲームができるようにすることを最初から徹底し、習慣にすることが望ましいです。

　ゲームの後は、家族で好きなテレビ番組やアニメを見るなど子どもが好きなことをやるようにしてもよいでしょう。

守れなかったときの約束を事前に決めておく

　親が一方的に取り上げるのは避けるべきですが、子どもとあらかじめ「〇〇をしたときは一時的にゲームを親が預かる」という約束をしておくことは、抑止力になると考えられます。また、そのときに約束を超えてゲームをやりたい気持ちや困っていることがあれば親に相談するように伝えておくことも忘れないでください。

ルールを守れるようにするには

使用時間外 → 隠れてゲームをする → 一時的にゲームを預かる

A 先行事象　B 行動　C 結果

約束を破ったときの対応を事前に仕組み化しておく

行動の後に本人にとって望ましい結果を一時的に得られなくすることによって、その行動が減る。

ネット・ゲーム以外の活動を増やすには？

楽しめる活動のレパートリーを増やす

ネット・ゲーム依存の予防には、使用ルールを決めることだけでなく、ネット・ゲームだけでないリアルにおける楽しみや趣味が充実していることも重要です。

低年齢であれば、ネットで得られる情報を真の理解につなげるうえで豊かな実体験が欠かせません。幼いころから五感を使う体験に触れることが大切になります。

楽しめる活動とは、趣味やスポーツ、旅行のほかにお出かけ、文化に触れる体験、人とのつながりを感じられる活動などです。毎日の生活にこうした活動があることは、ストレスや怒りの解消の手助けとなり、充実したライフスタイルをつくることに役立ちます。

なかなかうまくいかないのが現実

オンラインゲームに1日の多くの時間を費やしている場合、ゲーム仲間とのつながりが強く、ゲーム関連が子どもの娯楽の中心となっています。そうなると、「もっとゲームがうまくなって仲間から認められたい」とか、ゲーム実況動画を見て「こんなふうに、みんなから憧れられる人になりたい」と思うなど、ゲーム行動へ駆り立てる引き金が常に存在することになります。

このような状況で、「ゲーム以外にも別の遊びをしたら」と単に子どもに促しても、ゲーム以上の魅力を感じてそれを始めるようなことは、おそらくないでしょう。

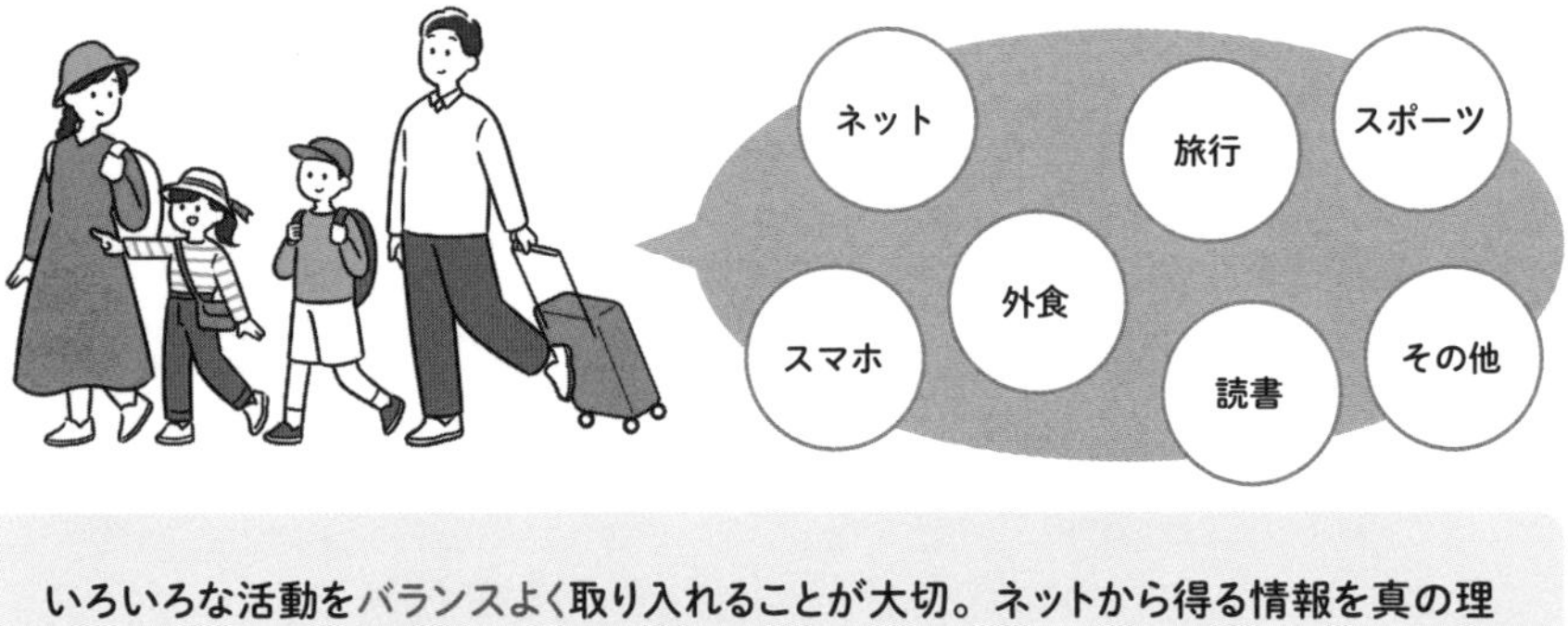

いろいろな活動をバランスよく取り入れることが大切。ネットから得る情報を真の理解へつなげるには五感を使った豊かな実体験が欠かせない。

子どもが楽しめる活動を開拓するポイント

ゲーム以外の遊びや活動を促すときには、いくつかコツが必要になります。

●子どもが楽しいと感じられる活動

ゲームの代替となるような面白さや魅力を子どもが感じ、楽しめる活動を特定する必要があります。

●やるべきことは脇に置く

宿題などの勉強、家の手伝いなど、いわゆる「やるべきこと」を親としてはやってもらいたいところです。子どもが取り組む必要性を感じている場合は別として、いったん、こういった活動に取り組ませるのは、少し脇に置いて考えてみてください。

●「お試し」から始める

最初はあくまで「お試し」でよいので、ほかの楽しみになるようなことを提案してみましょう。仮に子どもがあまり楽しめていなかったとしても失敗ではありません。「場所が遠過ぎた」「知らない人と話すのが嫌だった」など、どこで嫌な体験をしたのかをきちんと振り返ることで、それを次に生かすことができます。

何か新しい活動をしてみて、それが子どもにとって楽しい体験になれば「ラッキー」ぐらいの気持ちで、いろいろ試してみましょう。

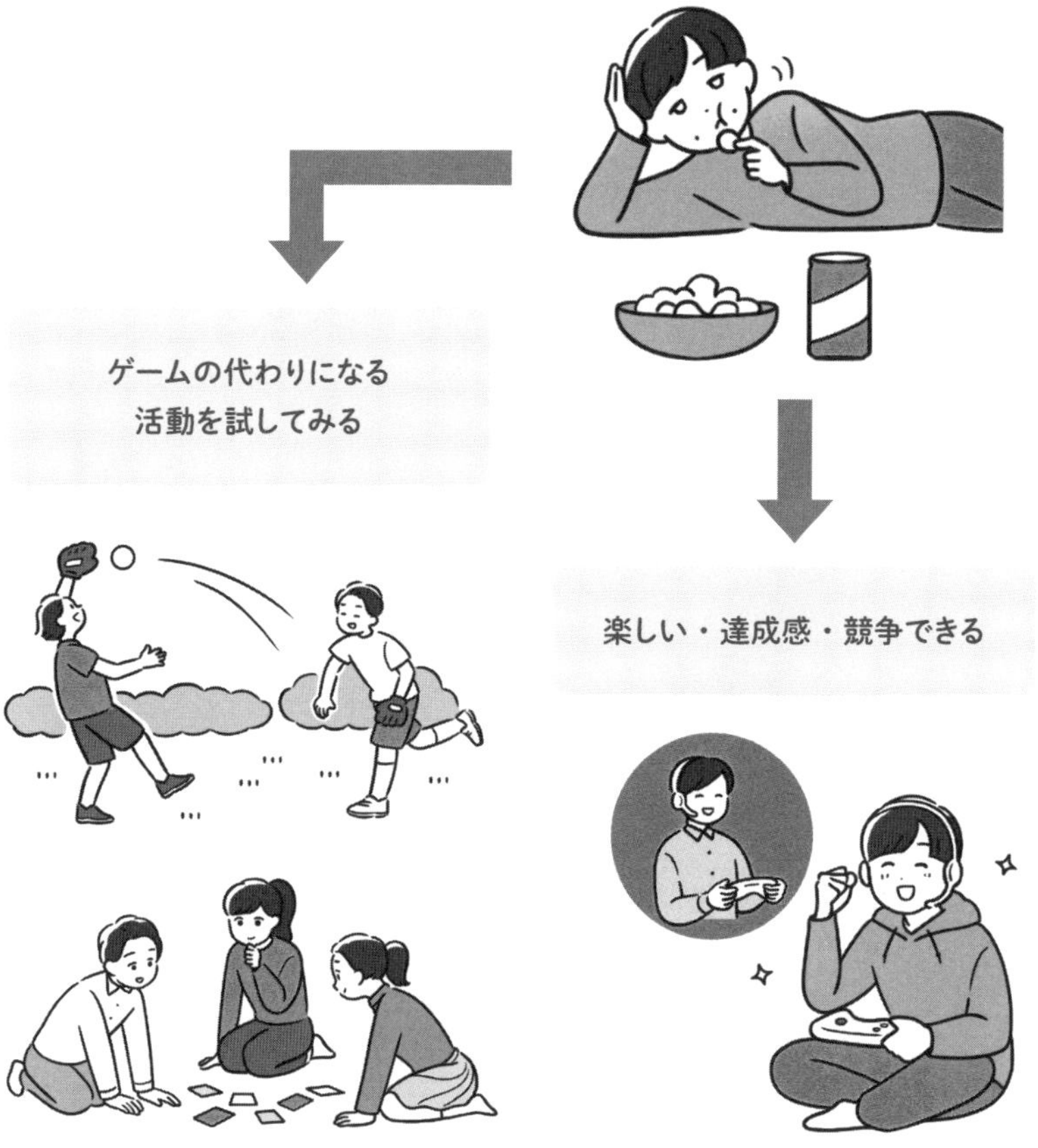
ゲームの代わりになる活動を試してみる
楽しい・達成感・競争できる

親子関係をよくするコミュニケーションのコツ

コミュニケーションがすべての土台

ネットやゲームの使用ルールについて話し合うことや、家族で楽しみを増やすことなど、依存の予防（もちろん回復においても）のための取り組みの土台となるのがコミュニケーションです。

例えば、このようなコミュニケーションをとることはありますか？

・言いたいことがあっても我慢する
・言いたいことは遠回しで伝える
・皮肉や嫌味っぽく伝える
・怒りっぽく感情的に伝える

「あるある」という方は、自分の伝えたいことがうまく伝わらず困ってしまう状況になったり、我慢してさらにつらくなったりしていないでしょうか。子どもとのコミュニケー

●「私は」を主語にして伝える

You《ユー》メッセージではなく、「私は…と思う」というようにI《アイ》メッセージで伝えるほうが、相手は受け取りやすくなります。

【効果的でない例】

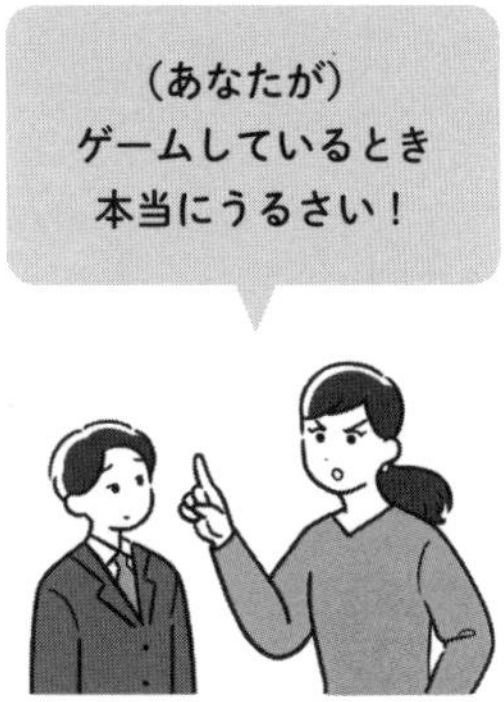
（あなたが）
ゲームしているとき
本当にうるさい！

●肯定的に伝える

「〇〇をやめなさい」など、してほしくないことややめてほしいことを否定形で伝えるのではなく、「何をしてほしいか」を肯定形で伝えましょう。

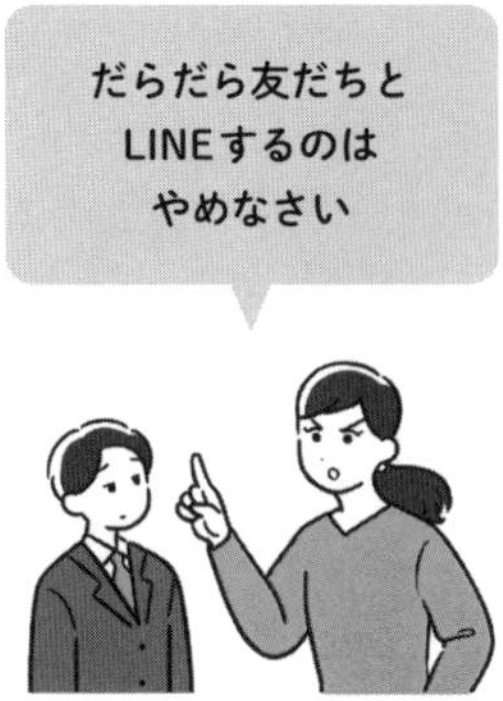
だらだら友だちと
LINEするのは
やめなさい

●シンプルに伝える

話が長くなると、「前はこうだったのに」とか本題と関係のない情報が入ってしまって、相手に伝わりづらくなります。

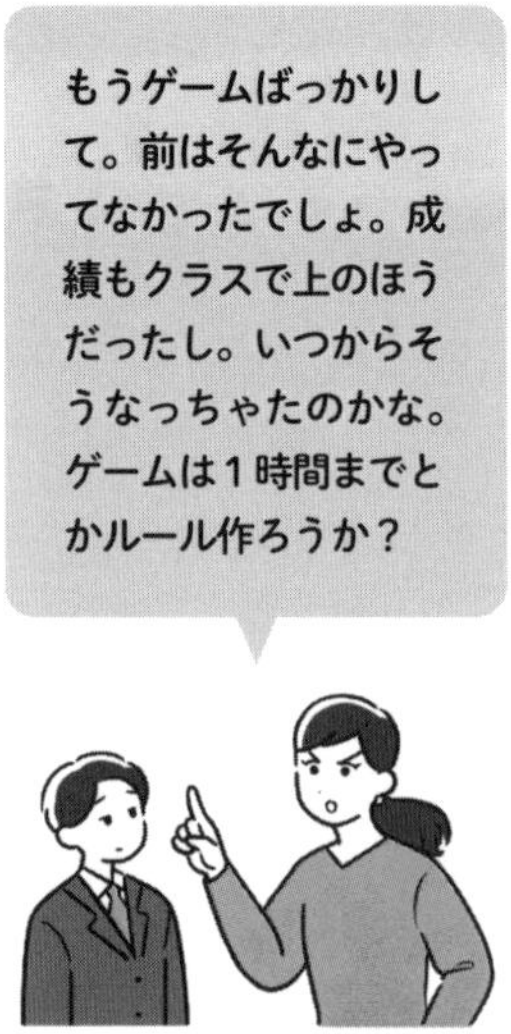
もうゲームばっかりして。前はそんなにやってなかったでしょ。成績もクラスで上のほうだったし。いつからそうなっちゃたのかな。ゲームは１時間までとかルール作ろうか？

ションでは、仕事や友人との関係よりも、感情的になりやすく、皮肉など必要以上にネガティブな表現を使ってしまいがちです。

それでは関係をよくするためのコツをお伝えします。

できればこちらもチャレンジしてみましょう

●手助けを提案する

子どもにとってどのようなことが助けになるかを考えて提案してみることで、子どもを支えたいという気持ちを伝えることができます。

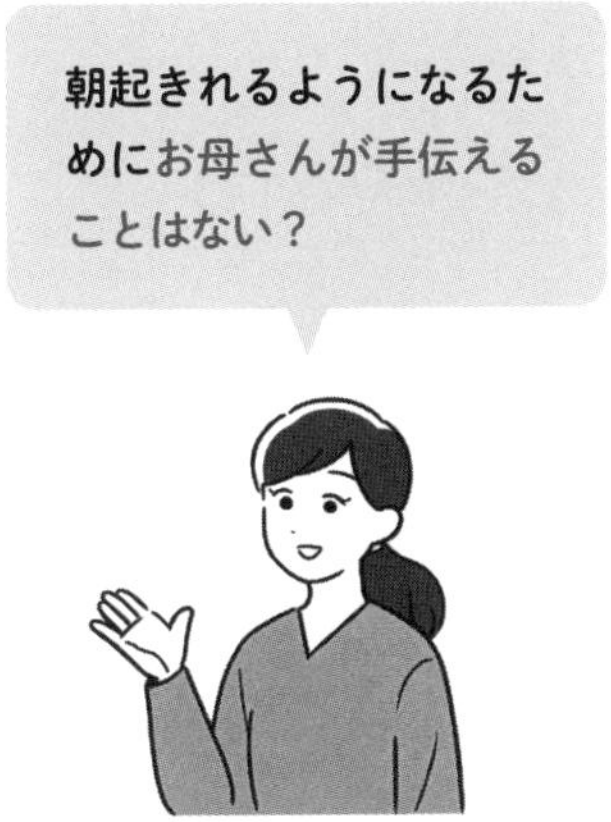
朝起きれるようになるためにお母さんが手伝えることはない？

●相手への思いやりや共感を示す

「確かにゲームは夢中になっちゃうよね」など、子どもの視点に立って、気持ちに共感するような言葉を添えてみると、さらに受け取りやすくなります。

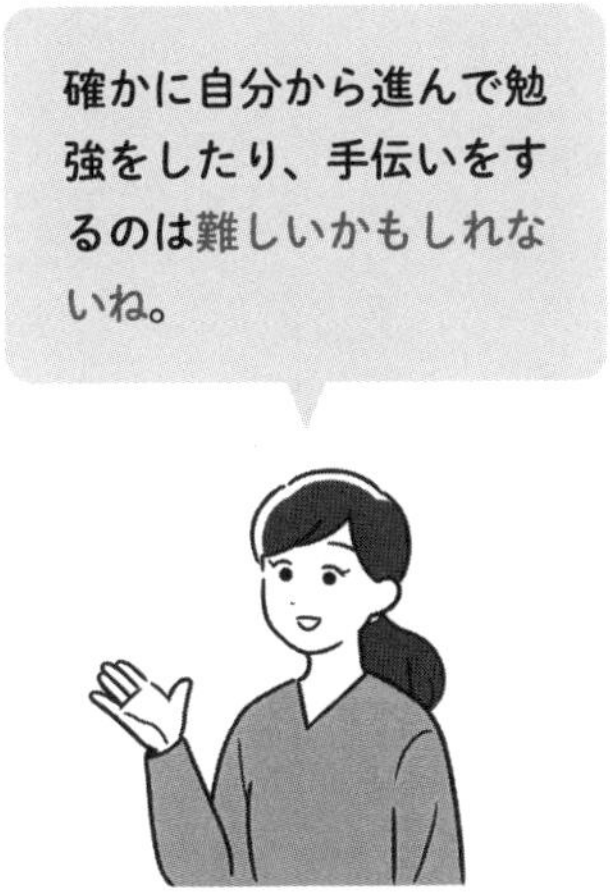
確かに自分から進んで勉強をしたり、手伝いをするのは難しいかもしれないね。

常に心がけておきたいこと

●ネット・ゲームについてオープンに話ができることも大切！

何か問題やトラブルが生じたときも親に話しやすくなります。少しずつ試してみましょう

ここまでの
ポイントを踏まえて
セリフを考えてみましょう！

【ポイントを踏まえた例】

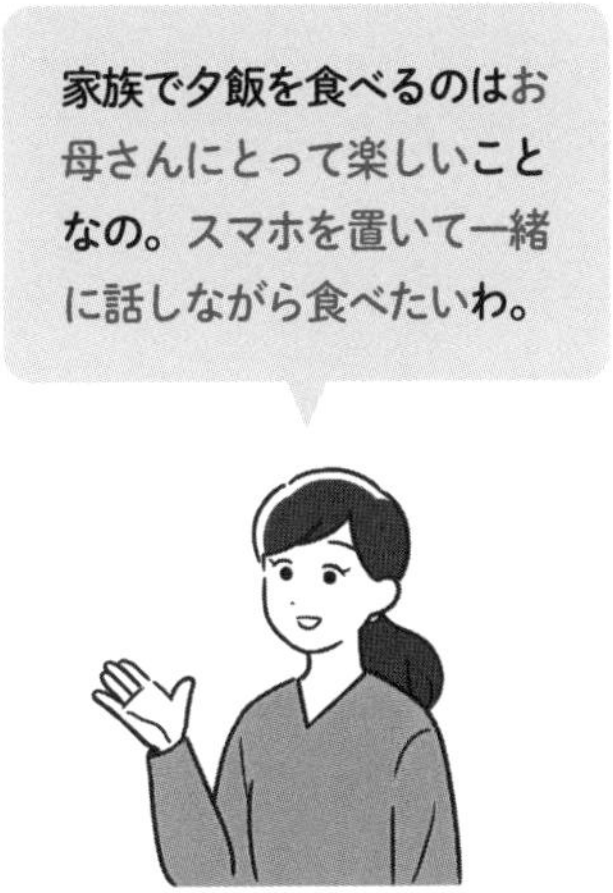
家族で夕飯を食べるのはお母さんにとって楽しいことなの。スマホを置いて一緒に話しながら食べたいわ。

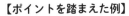

発達障害の特性に合わせた工夫をする

問題になりやすい コンテンツと そうでないものを見極める

発達の特性によって、のめり込みやすく、生活にも支障が出てしまうようなコンテンツは異なります。インターネットコンテンツすべてにのめり込んでいないかもしれないですし、動画の内容やオンラインゲームの種類によっても違うかもしれません。36〜37ページにも、のめり込んでしまいやすいゲームなどについて触れているので、参考にしながら、整理してみるとよいでしょう。

例えば、過度に興奮してしまうものだと勝つまでやめられず、言葉遣いも悪くなってしまうということであれば、バトル要素はあっても比較的マイルドなゲームに置き換えてみることで、暴言が落ち着いたり、約束した時間を確認する余裕が生まれたりすることもあります。

特性に応じた工夫を考える

●ＡＤＨＤ（注意欠如・多動症）の場合

一度ゲームを始めてしまうと没頭してしまい、家庭で決めた約束の時間を守ることが特に難しいということがあります。「約束を守る気持ちがない」のではなく、時間感覚の苦手さからかもしれません。

その場合は、タイマーをかけてゲーム中でも目に見えるところに置いておく、ホワイトボードなどにやめる時間を書いておくなど、補助的な手段を使って時間に終えることを手助けする必要があります。

このときに、保護者が「もうすぐ時間だよ」と何度も声をかけることはせず、できたら「よくできたね」と即座にほめることが大事です。もしできなかったとしても、キリが悪い場合はキリのよい時間に再設定するなどして、「失敗」ではなく「学び」に変えていく関わりをしてほしいと思います。

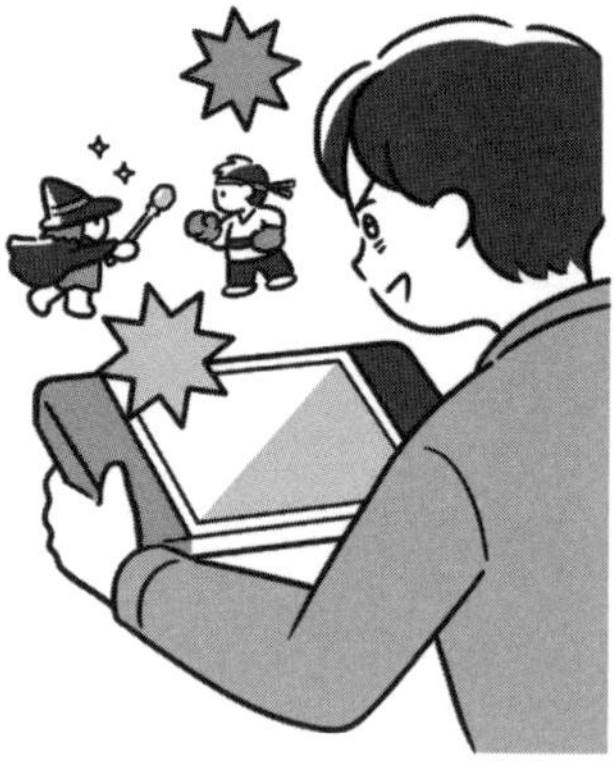

●ＡＳＤ（自閉スペクトラム症）の場合

繰り返し同じ遊びをすることを好

むという特性を踏まえると、それ自体を否定するものではありません。同じ動画やアニメを何度も見ることも、それはそれでOKと捉えてみましょう。

支援としては、「ルーティンを作る」ことを考えていくとうまくいくことが多いです。予定どおりにいくことで安心感を得られる一方、予定外のことがあると不安定になり、パニックになることもあります。

子どもが納得するゲームの使用時間を設定し、ルーティンに組み込んでいきます。その際、家族が不意にゲームを取り上げる、一方的なルール変更をするなどは、パニックを起こす引き金になってしまいます。

ゲーム以外の余暇活動を広げていくときには、未体験のことに消極的になりやすいのですが、事前に写真などでイメージを共有しておく、スケジュールを一緒に決めて書き出すといった見通しをもてるような工夫をしてみると子どもも安心できます。

発達障害のある子どもの視点に立つ

発達に凸凹特性のある子どもは、学習や対人関係などで難しさを感じる場面も多く、学校で過度に気を張っていたり、どうせ自分はダメだと自信を低下させていたりすることが多いです。子どもにとっては、ゲームをしているときが唯一の自分らしく安心して遊べる時間かもしれません。

また、SOSを出すスキルが不足していて、先生や家族に「つらい」「できない」ということが言えないために、ゲームがストレスから逃れる避難場所になっていることもあります。

発達の特性を踏まえて、その子どもに合ったネットやゲームのやり過ぎを防ぐ対処法を考えたり、子どもが生き生きと生活するためにゲーム以外の活動を増やすことを考えることが大切になります。

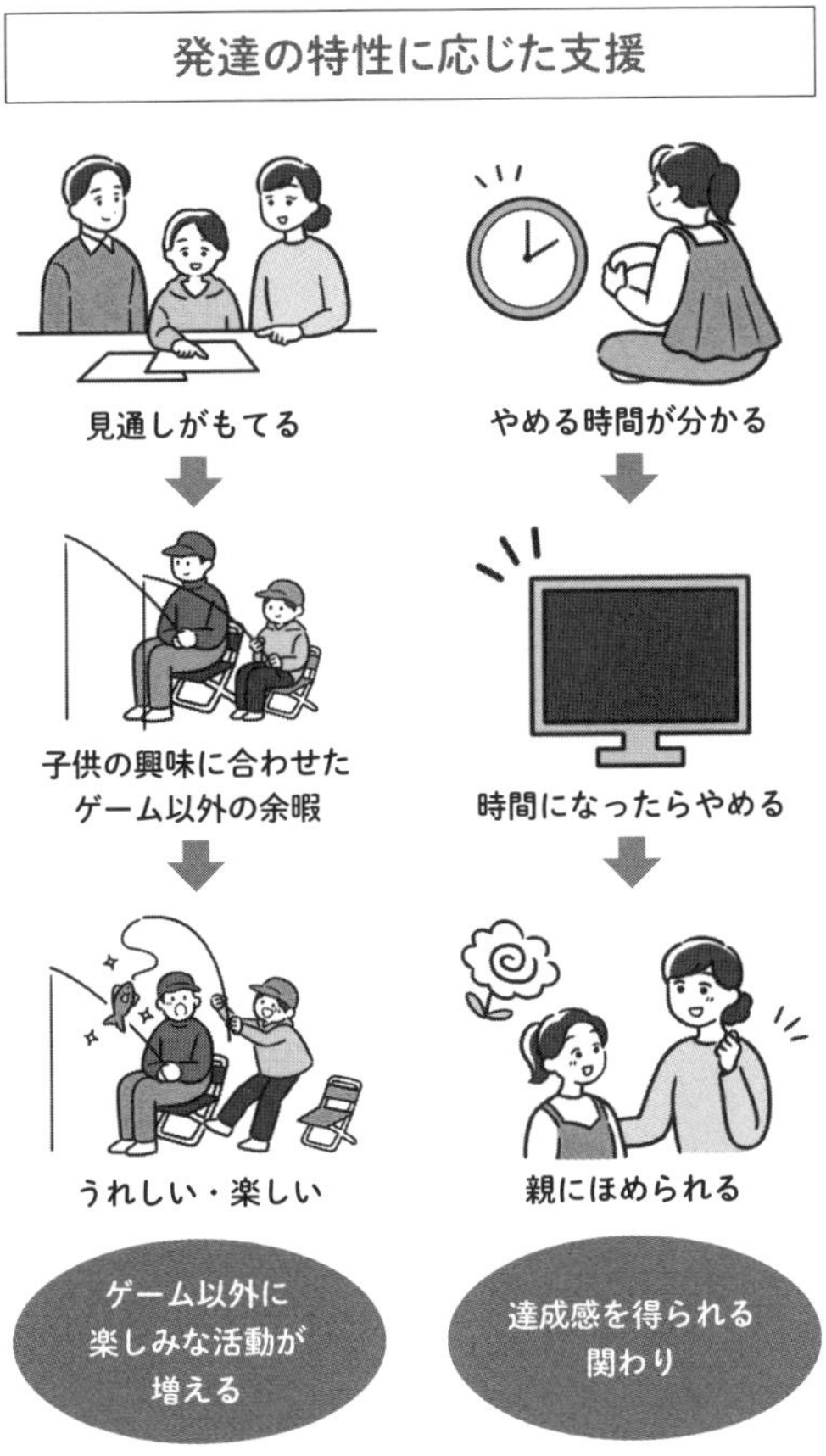
発達の特性に応じた支援
見通しがもてる
子供の興味に合わせた
ゲーム以外の余暇
うれしい・楽しい
ゲーム以外に
楽しみな活動が
増える
やめる時間が分かる
時間になったらやめる
親にほめられる
達成感を得られる
関わり

COLUMN 2

最近流行りのオンラインゲームのジャンル

オンラインゲームといってもさまざまなジャンルがあり、どういうポイントで楽しさを感じられるかは異なります。最近では、複数の要素が組み合わされているものも増えていますが、代表的なジャンルを紹介します。

●FPS（ファーストパーソン・シューティング）ゲーム／TPS（サードパーソン・シューティング）ゲーム

銃または銃のような武器を使った戦闘を行うゲーム。操作する本人（一人称）視点で進むものをFPS、本人を追う第三者視点のものをTPSといいます。

シューティングゲームの中でも「バトルロイヤル」設定のゲームが人気です。大人数のプレイヤーがオンライン上で生き残りをかけて戦い、最後の一人（1チーム）になったら勝利というものです。初心者からベテランまで楽しめ、生き残りをかけて戦うために興奮しやすく、相手を倒したときや勝てたときの達成感が大きな魅力です。

●ソーシャルゲーム

スマホゲームの中でも仲間と対戦や協力プレーができ、アイテム課金やガチャ課金などがあるゲーム。

基本無料なので気軽に始められ、隙間時間にプレイできますが、ガチャと呼ばれる「入手できるアイテムがランダムに選ばれる」システムによって高額課金をしてしまう問題も発生しています。

●サンドボックス

明確な達成すべき目標やストーリーが用意されてなく、提供された世界観の中でプレイヤーが自由に行動し、遊ぶことができるゲーム。

自分で家や街などさまざまなものを作ることが楽しいという子もいれば、複数人が同じ世界で協力しながらゲームを遊ぶこともできるため、役割を与えられたり、仲間との連携が楽しいという子もいるでしょう。

●MMORPG（マッシブリー・マルチプレイヤー・オンライン・ロール・プレイング・ゲーム）

数百人～数千人規模のプレイヤーが同時に参加できるオンラインRPGのこと。オフラインのRPGとは異なり、複数のプレイヤーがオンラインでつながり、コミュニケーションをとりながら、1つのゲーム空間で遊べることが魅力です。

ソーシャルゲーム

主にSNS上で提供されるゲーム（略称：ソシャゲ）。仲間をゲームに招待したり、ゲーム内で仲間をつくるなど複数人で遊ぶことができ、アイテムを収集する要素が強いゲームが多い

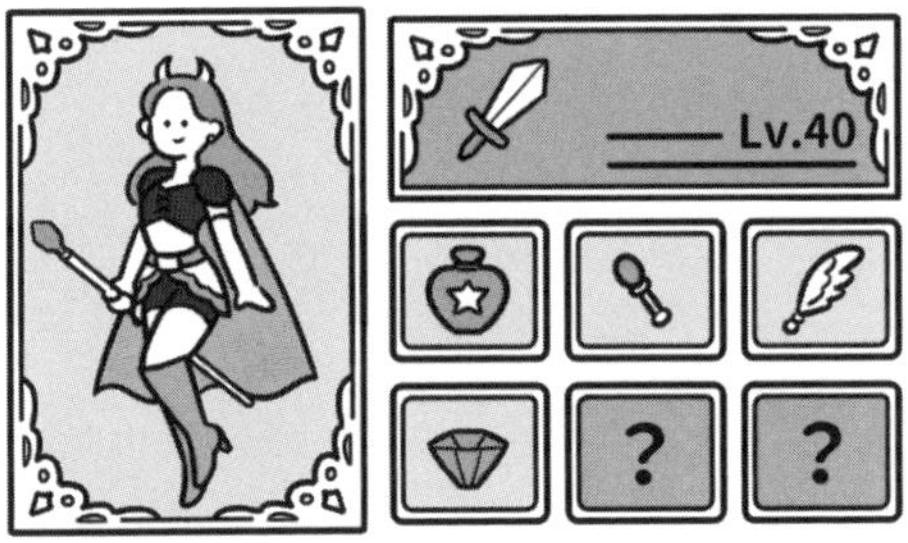

FPS（ファーストパーソン・シューティング）
TPS（サードパーソン・シューティング）

キャラクター本人の視点（一人称）でゲームの世界を移動し、武器などを使って戦うシューティングゲームをFPS、キャラクターの後方視点（三人称）で操作するものをTPSという

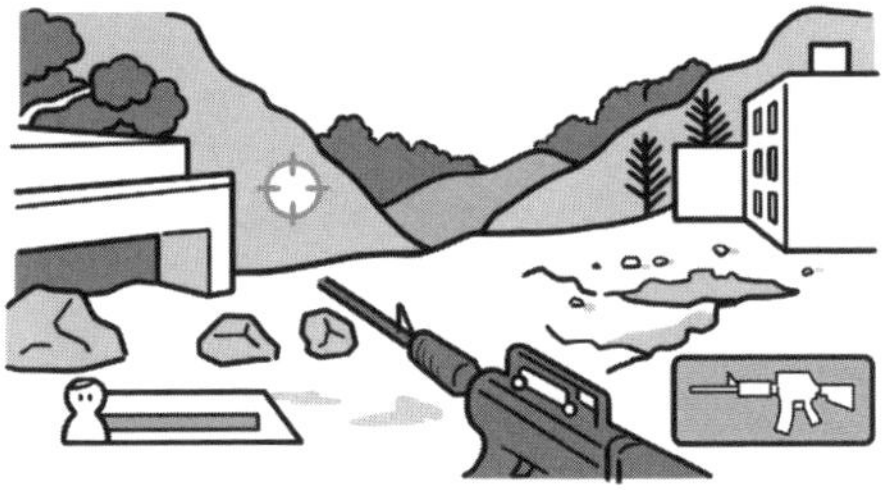

MMORPG（マッシブリー・マルチプレイヤー・オンライン・ロール・プレイング・ゲーム）

多人数同時参加型のロールプレイングゲーム。協力し合う、妨害するなどさまざまなコミュニケーションをとりながら遊ぶことができる

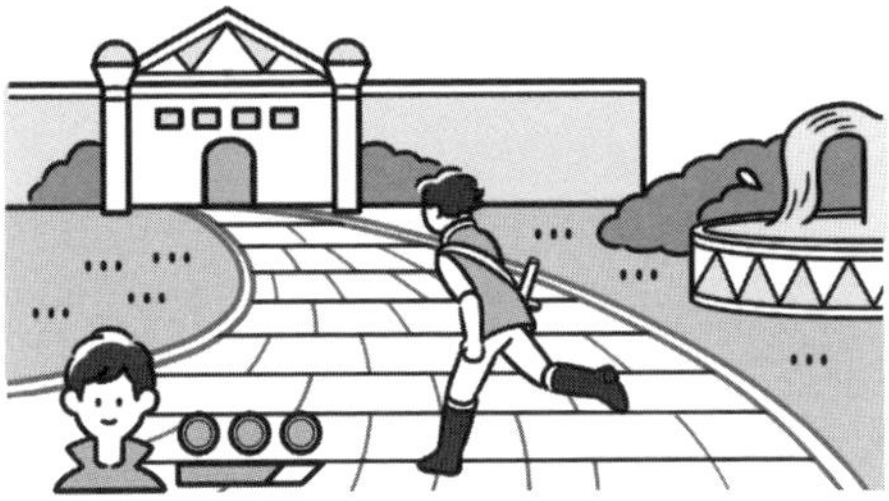

サンドボックス

明確な達成目標やストーリーがなく、提供された世界観の中で自由に行動するタイプのゲーム。まさに砂場のようにさまざまな遊び方がある。代表的な例として『どうぶつの森』が有名

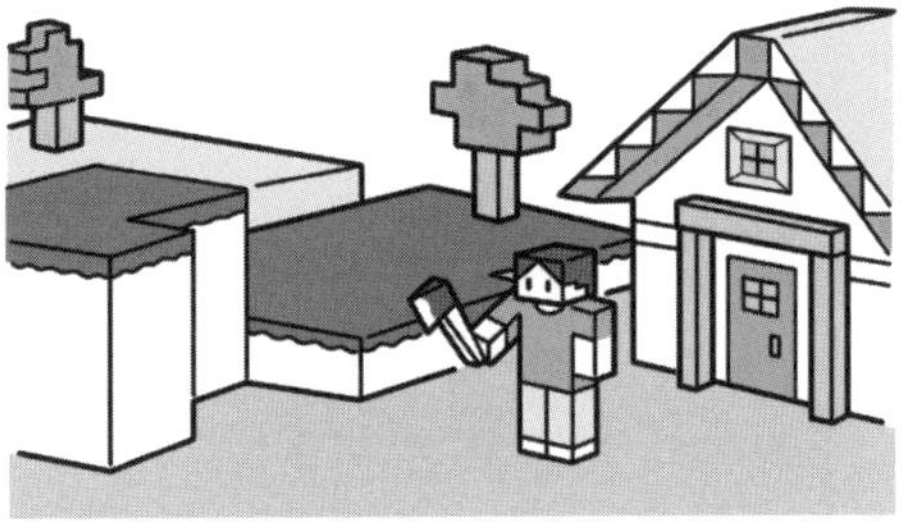

ほかにも、音ゲーやスポーツ系などさまざまなジャンルがあり、その楽しみ方もさまざまです。すべてのゲームがのめり込みやすいとは限りませんが、子どもがどのようなゲームをしているのか知っておくことが大切です。

ネット・ゲームのルールを話し合ってみよう

ここまでルールを作るコツや親子のコミュニケーション方法などについて解説してきました。実際の場面で、どのように会話に組み込んでいくか年代別のケースをとおして見ていきましょう。

ケース④ ゲーム時間が長くなっていたハルトくん（小学生）と時間を決める

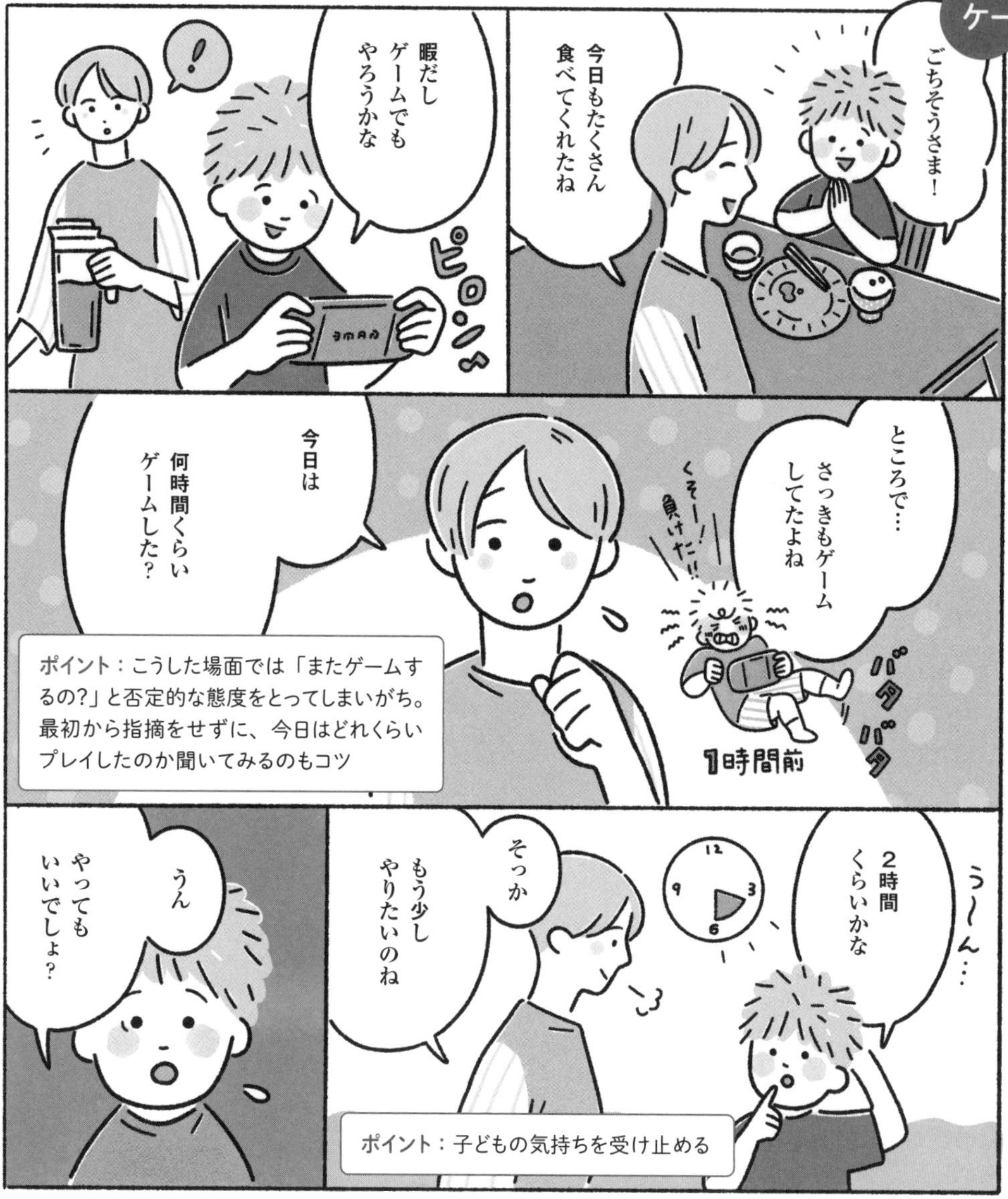
ごちそうさま！
今日もたくさん食べてくれたね
暇だしゲームでもやろうかな
!
ピロン♪
ところで…さっきもゲームしてたよね
くそー！負けた!!
バタバタ
1時間前
今日は何時間くらいゲームした？
ポイント：こうした場面では「またゲームするの?」と否定的な態度をとってしまいがち。最初から指摘をせずに、今日はどれくらいプレイしたのか聞いてみるのもコツ
う〜ん…
2時間くらいかな
そっか もう少しやりたいのね
ポイント：子どもの気持ちを受け止める
うん やってもいいでしょ？

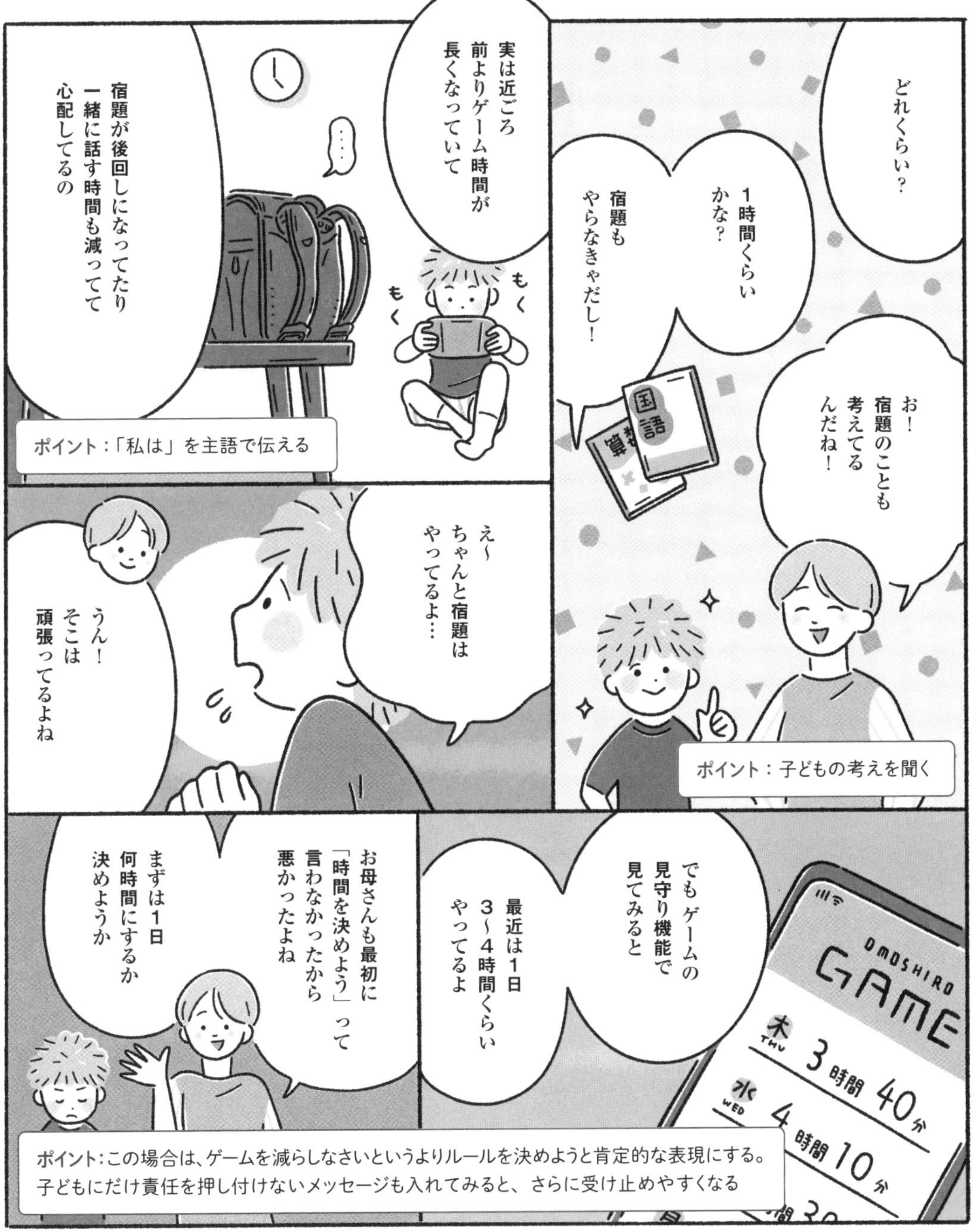

どれくらい？
1時間くらいかな？
宿題もやらなきゃだし！
お！宿題のことも考えてるんだね！
ポイント：子どもの考えを聞く
実は近ごろ前よりゲーム時間が長くなっていて
……
もくもく
宿題が後回しになってたり一緒に話す時間も減ってて心配してるの
ポイント：「私は」を主語で伝える
え〜ちゃんと宿題はやってるよ…
うん！そこは頑張ってるよね
でもゲームの見守り機能で見てみると
最近は1日3〜4時間くらいやってるよ
OMOSHIRO GAME
木 THU 3時間 40分
水 WED 4時間 10分
お母さんも最初に「時間を決めよう」って言わなかったから悪かったよね
まずは1日何時間にするか決めようか
ポイント：この場合は、ゲームを減らしなさいというよりルールを決めようと肯定的な表現にする。子どもにだけ責任を押し付けないメッセージも入れてみると、さらに受け止めやすくなる

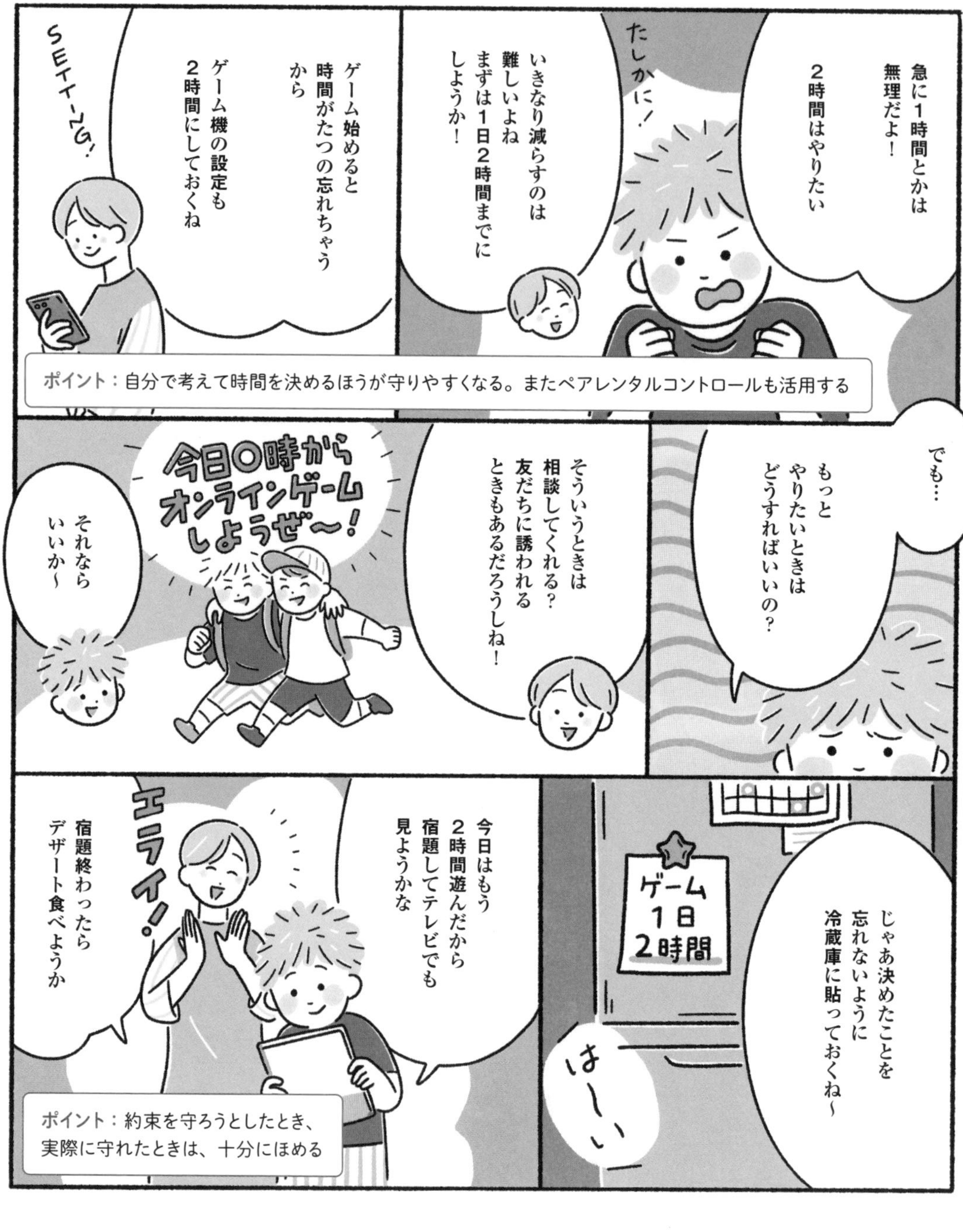
急に1時間とかは無理だよ！ 2時間はやりたい
たしかに！
いきなり減らすのは難しいよね まずは1日2時間までにしようか！
ゲーム始めると時間がたつの忘れちゃうから ゲーム機の設定も2時間にしておくね
SETTING!
ポイント：自分で考えて時間を決めるほうが守りやすくなる。またペアレンタルコントロールも活用する
でも… もっとやりたいときはどうすればいいの？
そういうときは相談してくれる？ 友だちに誘われるときもあるだろうしね！
今日0時からオンラインゲームしようぜ〜！
それならいいか〜
じゃあ決めたことを忘れないように冷蔵庫に貼っておくね〜
ゲーム 1日 2時間
は〜い
今日はもう2時間遊んだから宿題してテレビでも見ようかな
エライ！
宿題終わったらデザート食べようか
ポイント：約束を守ろうとしたとき、実際に守れたときは、十分にほめる

ケース5 初めてスマホを買ってもらったミキさん（中学生）にSNSの危険性を話す

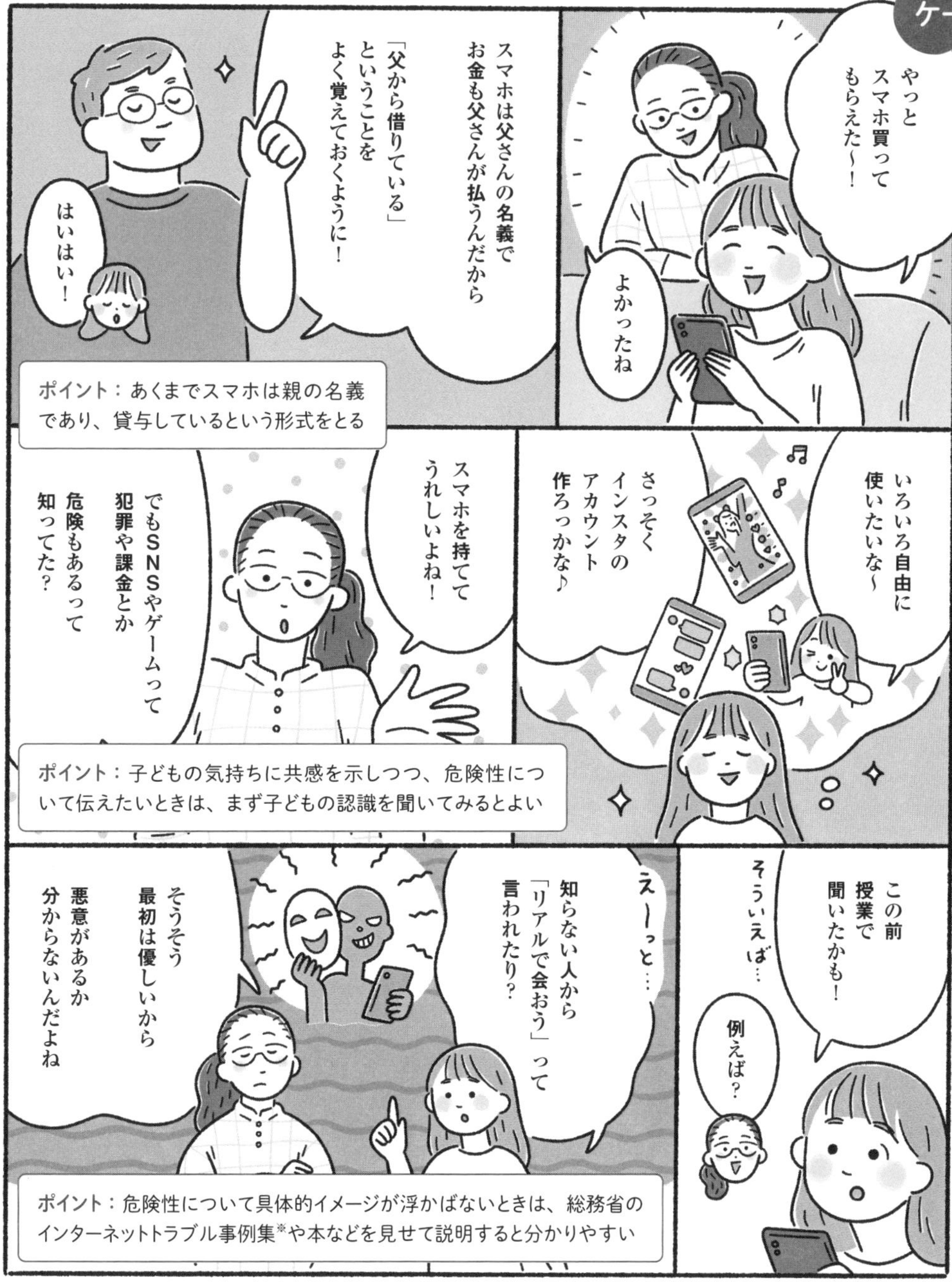

やっと
スマホ買って
もらえた〜！
よかったね
スマホは父さんの名義で
お金も父さんが払うんだから
「父から借りている」
ということを
よく覚えておくように！
はいはい！
ポイント：あくまでスマホは親の名義であり、貸与しているという形式をとる
いろいろ自由に
使いたいな〜
さっそく
インスタの
アカウント
作ろっかな♪
スマホを持てて
うれしいよね！
でもSNSやゲームって
犯罪や課金とか
危険もあるって
知ってた？
ポイント：子どもの気持ちに共感を示しつつ、危険性について伝えたいときは、まず子どもの認識を聞いてみるとよい
この前
授業で
聞いたかも！
そういえば…
例えば？
えーっと…
知らない人から
「リアルで会おう」って
言われたり？
そうそう
最初は優しいから
悪意があるか
分からないんだよね
ポイント：危険性について具体的イメージが浮かばないときは、総務省のインターネットトラブル事例集※や本などを見せて説明すると分かりやすい

※https://www.soumu.go.jp/use_the_internet_wisely/trouble/

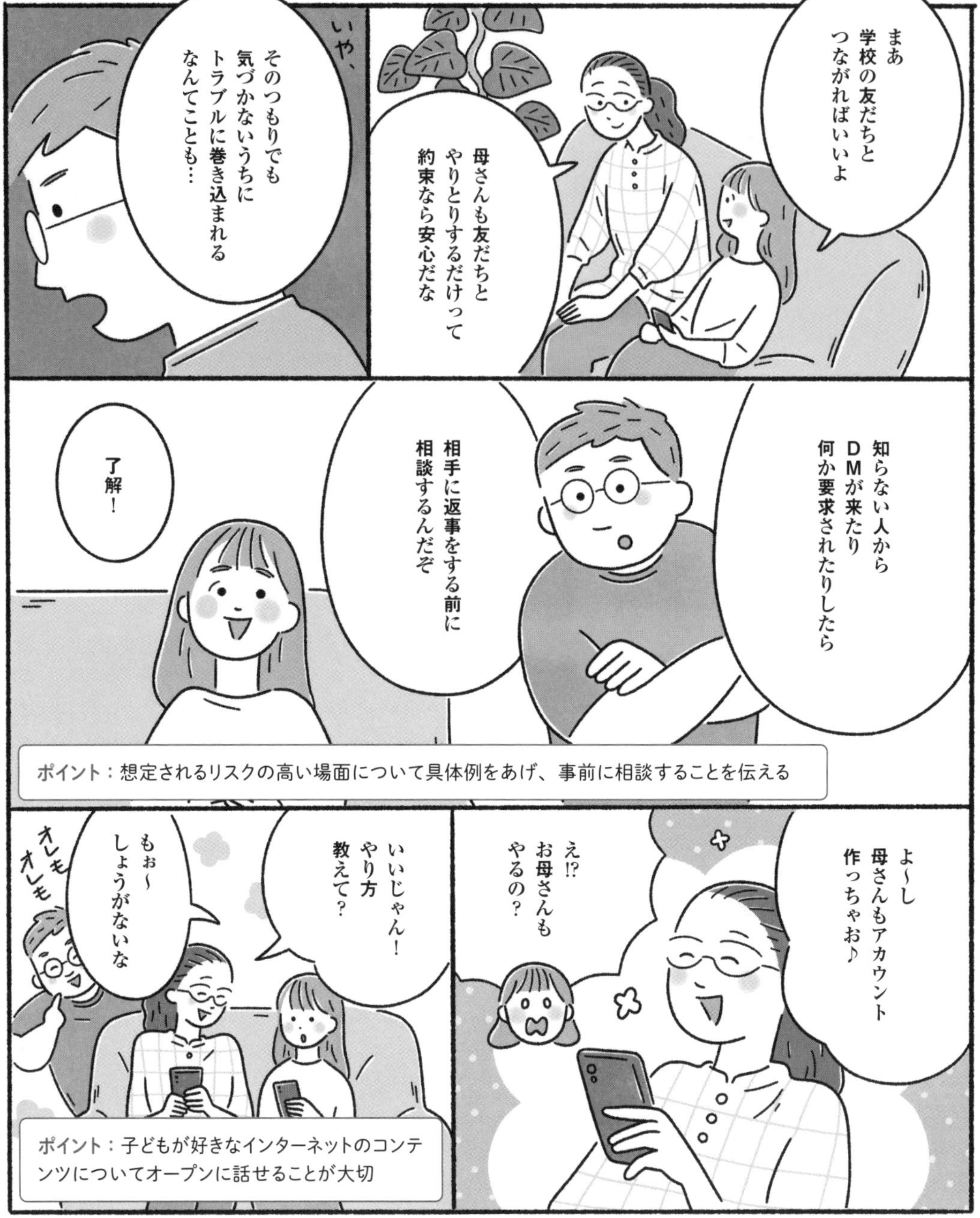
まあ学校の友だちとつながればいいよ
母さんも友だちとやりとりするだけって約束なら安心だな
いや、
そのつもりでも気づかないうちにトラブルに巻き込まれるなんてことも…
知らない人からDMが来たり何か要求されたりしたら
相手に返事をする前に相談するんだぞ
了解！
ポイント：想定されるリスクの高い場面について具体例をあげ、事前に相談することを伝える
よ〜し母さんもアカウント作っちゃお♪
え!?お母さんもやるの？
いいじゃん！やり方教えて？
もぉ〜しょうがないな
オレもオレも
ポイント：子どもが好きなインターネットのコンテンツについてオープンに話せることが大切

第3章

子どもとネット・ゲームをめぐる問題への対処

子どもの意識や性格が原因とされてしまう

長時間の習慣化は依存のリスクを高める

子どもがゲームをし続ける、攻撃的な言動をする、スマホばかりで勉強をしないなど、ネットやゲームに関連する行動上の問題をどう捉えるか、どう対処するかは、非常に悩ましい問題でしょう。

こうした行動上の問題を改善する心理的なアプローチは数多くありますが、本書では、筆者がカウンセリングで取り入れている認知行動療法やその基礎理論に基づく考え方を紹介します。

子どもの性格や人格の問題としない

「あの子は勉強に対してやる気がないからゲームばかりしている」という説明を耳にすることがあります。こうした説明は、その子どもの意識や性格に問題の原因があって、勉強をせずにゲームをするという行動はその結果であるという考え方が背景にあるのかもしれません。

この考え方に基づくと「もっとやる気を出さないと」などと激励をしてしまいがちです。

しかし、このような激励をされても、子どもはどうしたらやる気が出るのか分からず、結局、問題は改善されないどころか、「やる気のない自分はダメだ」と自信を失ってしまうこともあります。また、周囲は「やっぱりあの子は意志が弱い」とみなして、最終的には罰を与えて行動を変えさせようとしてしまいます。

そこで、子どもの意識や性格ではなく、「行動」に焦点を当てた考え方が大切になります。人の行動は、基本的には「個人と環境との相互のやりとりの中で獲得した行動パターン」と考えます。そうすると、問題となる行動というのは、「好ましくない環境とのやりとりによって誤って学習されたもの」と捉えることができます。

この考え方では、問題となる行動は、適切な環境の中で、適切な行動を学習し直すことによって変化させることができるということになるのです。

「行動」の基本的枠組み

行動に先立ち、行動のきっかけになる刺激を「先行事象」といいます。それによって引き出された行動の後に「結果」が伴います。結果は、行動を増やす、減らす、変化をもたらさないという、いずれかの働きをもちます。

「強化」とは、ある行動が生じた後に行動をした本人にとってメリットとなる環境の変化が生じ、それによって、その後にその行動を繰り返ししやすくなったことを意味します。

この枠組みから行動を捉えてみると、問題となる行動を改善するヒントも見つかりやすくなります。

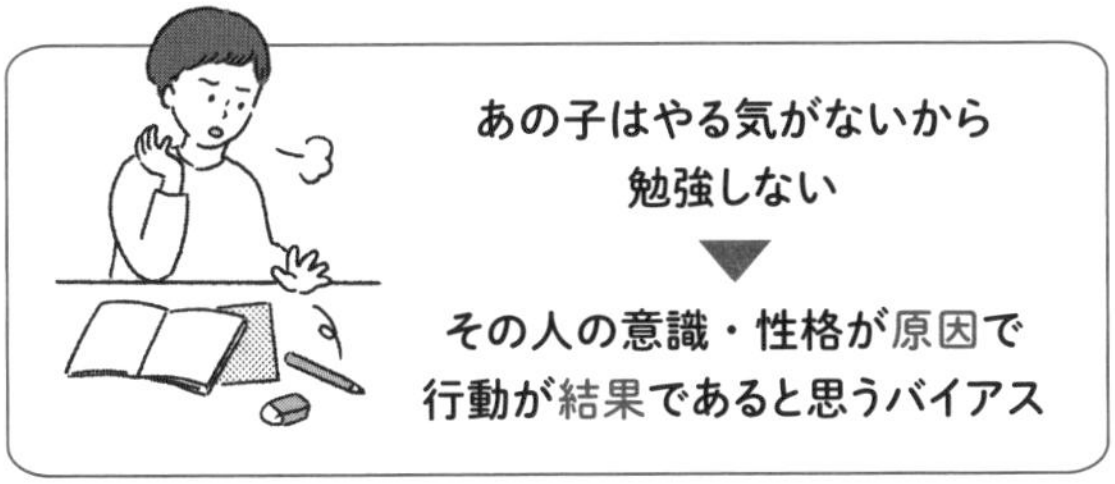

あの子はやる気がないから
勉強しない
その人の意識・性格が原因で
行動が結果であると思うバイアス

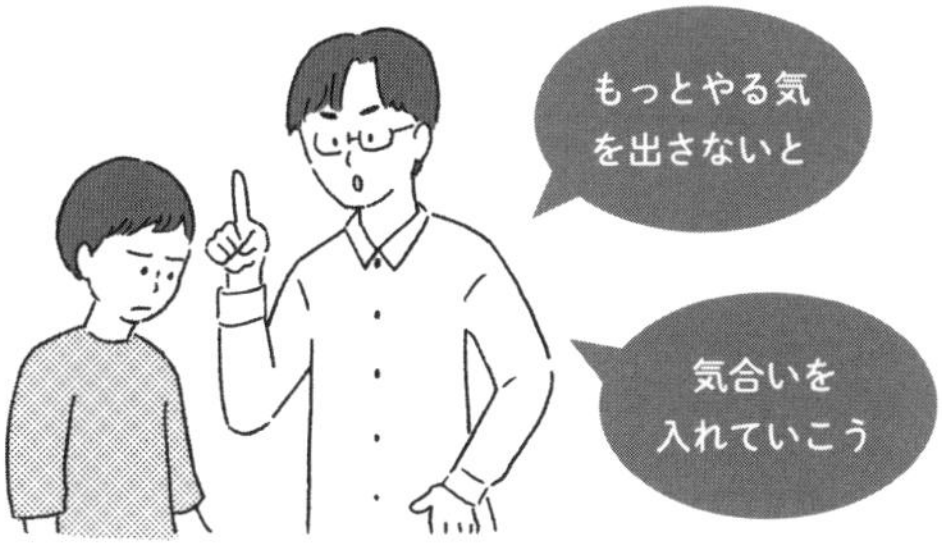
もっとやる気を出さないと
気合いを入れていこう

「行動」に焦点を当て個人と環境の相互作用を分析し問題を解決していく

「行動」の基本的枠組み

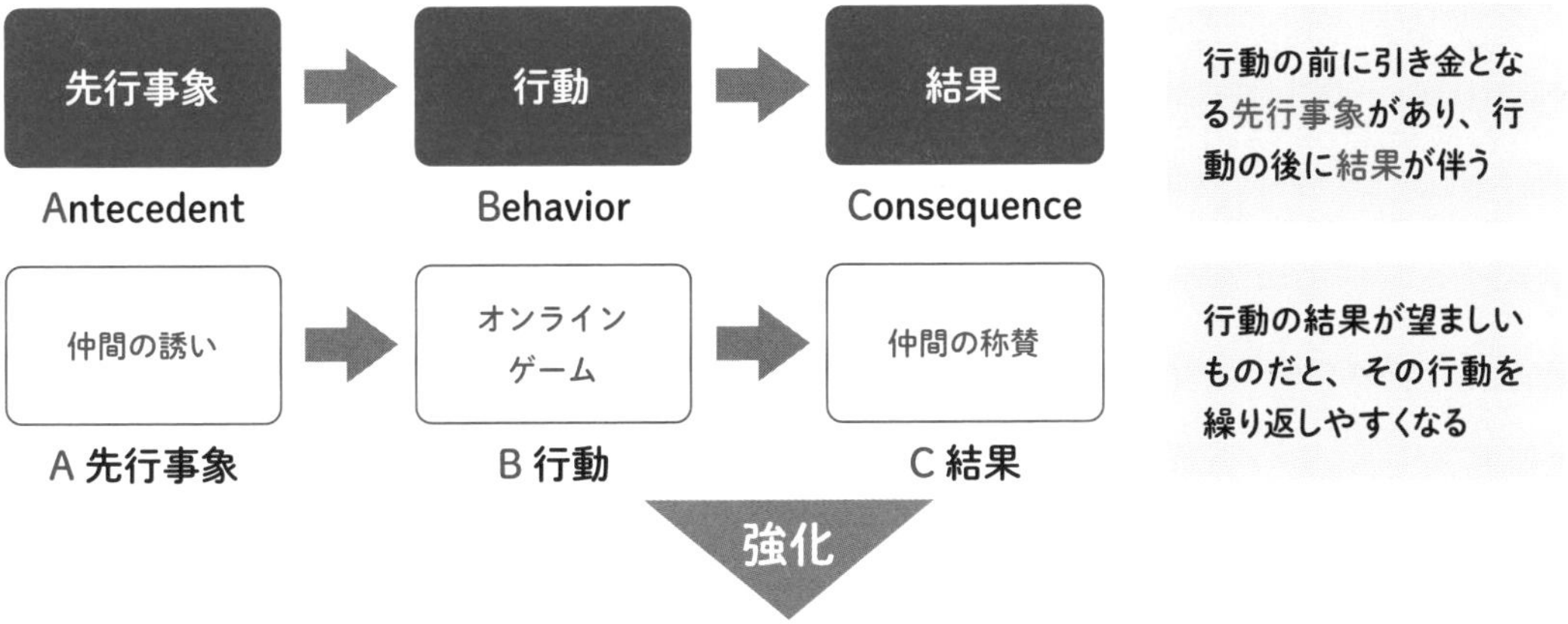

先行事象

Antecedent
Behavior
Consequence
行動の前に引き金となる先行事象があり、行動の後に結果が伴う
仲間の誘い
オンラインゲーム
仲間の称賛
A 先行事象
B 行動
C 結果
行動の結果が望ましいものだと、その行動を繰り返しやすくなる

行動の後に本人にとって望ましいことが起こった結果、その行動が増えること

子どもとネットやゲームのことでケンカばかり

子どもとの対立が増えるのは関係の悪循環が起きているから

「だらだらとゲームを続けている」「約束を守らない」「やめなさいと言えば怒り出す」など、子どもの困った行動ばかりが気になってしまうと、うちの子は「ゲームばかりして困った子だ」という気持ちになるかもしれません。そういったいわゆるレッテル貼りは、子どもに対する「手に負えない」気持ちを強め、焦りや混乱を招きます。

愛情があるがゆえに、子どもの行動をなんとかしないと、と思うのですが、それが時として厳しく叱りつけることや罰を与えるということにつながります。家庭の中に温かみのある関わりが減ってしまうと、親も子も互いに拒否的な感情をもち、親子でのケンカや対立が増える、という悪循環が生じてしまいます。

こうした悪循環に陥ると、親自身もまた言いすぎた……と自分を責め、子育てに自信がなくなっていきます。子どもは、「親は自分のことを分かってくれない」という気持ちを強めて、ますます言うことを聞かなくなることもあるでしょう。お互いにとてもつらい状況です。

悪循環の関係から抜け出すには

まず大切なのは「子どもの行動を客観的に観察すること」です。「いつもネットやゲームばかりしている」のは、本当にそうでしょうか。「いつも、ずっと」や「～ばかり」という言葉が付くときは、要注意です。

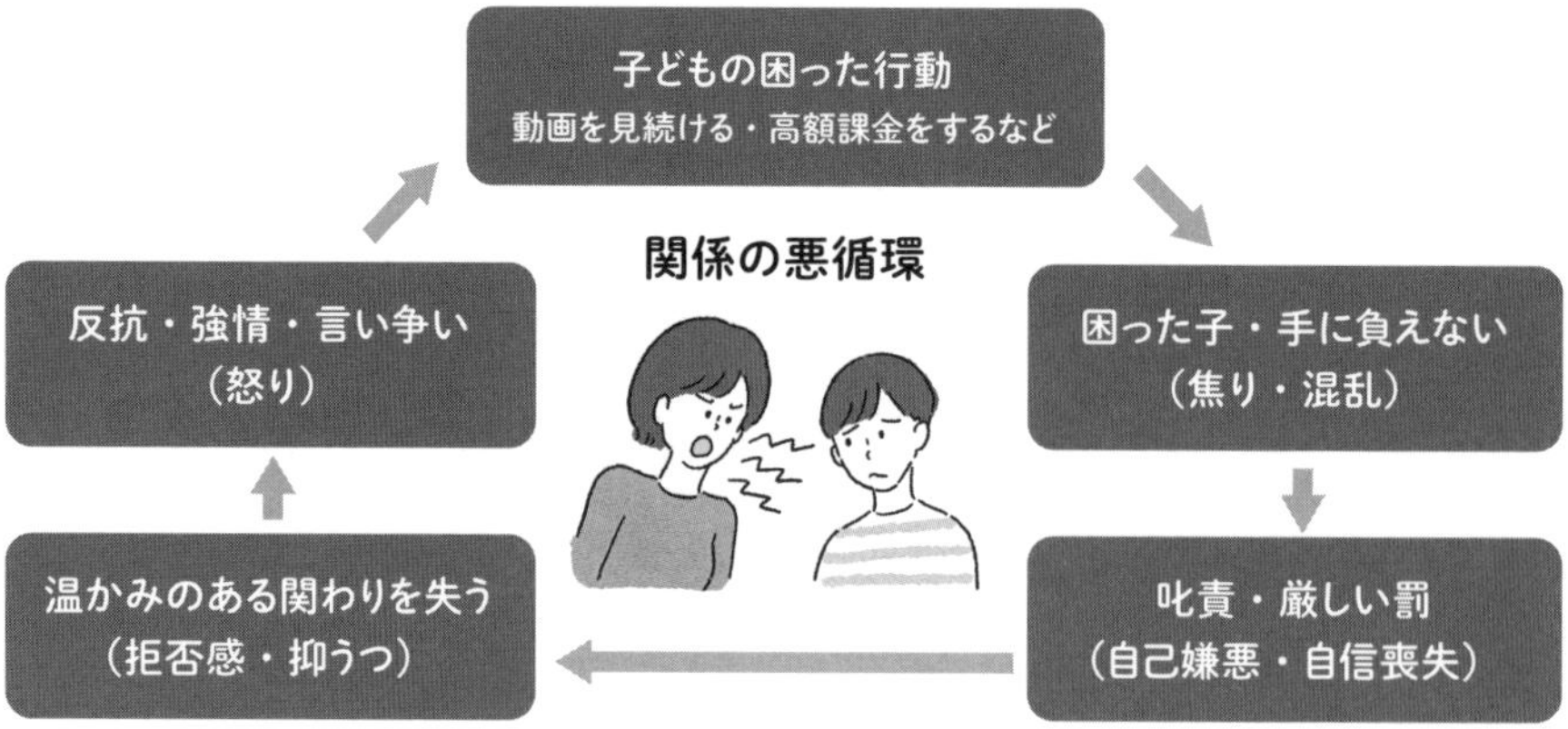
子どもの困った行動
動画を見続ける・高額課金をするなど
関係の悪循環
困った子・手に負えない
（焦り・混乱）
叱責・厳しい罰
（自己嫌悪・自信喪失）
温かみのある関わりを失う
（拒否感・抑うつ）
反抗・強情・言い争い
（怒り）

客観的に行動を見てみると、少しでもスマホから離れている時間やしぶしぶでも約束を守れているなど例外が見つかるかもしれません。46〜47ページの客観的に見るコツも参考にしながら、1日の子どもの生活状況や行動を観察してみます。

　その中で、子どもの成長や生活にとって増やすとよい「好ましい行動」に注目します。

　例えば、一緒に決めた約束の時間にゲームを終了できた、駄々をこねるのではなく延長したい理由を説明できた、宿題を終わらせてから動画を見た、などがあげられます。これらは100%ではなくても部分的に、あるいは少しでもできたというのでもOKです。

　そうした好ましい行動に対して即座にほめたり、できたことが分かるように達成感を得られるような関わりをしたりしていきます。

　こうした関わりを続けていくと、子どもは親に認められているという感覚をもてるようになり、自信も感じられ、さらに好ましい行動が増えていきます。その結果、問題になる行動が減っていくのです。

　こうした好循環に入っていくと、親も子も心が安定し、自信が高まっていきます。

　困ったなぁと思ったときこそ、一度立ち止まって、子どもの頑張っていることやできているところを見つけてみてほしいと思います。そして日ごろからできていることに目を向ける練習をしてみましょう。

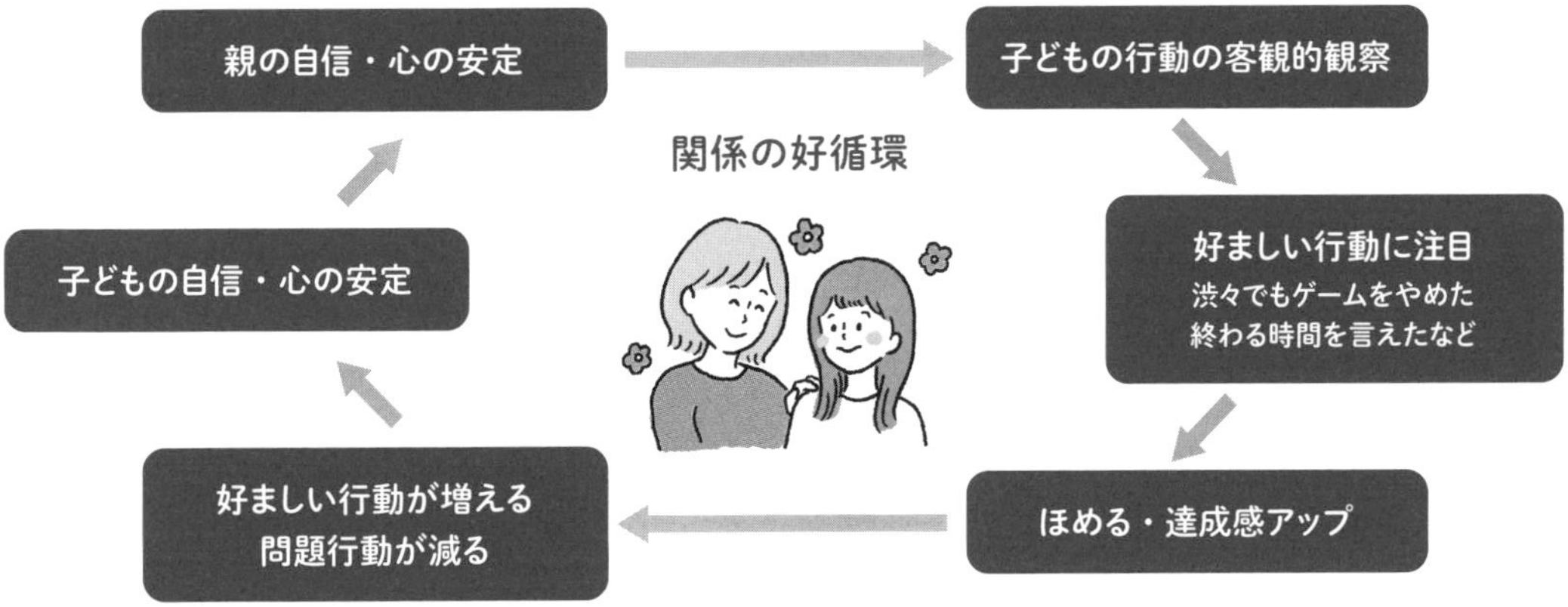

夜遅くまでゲームをしたり、寝る前にスマホを見たりする

長時間のネット・ゲームの使用と夜ふかしは関連している？

日本の中学生を対象にネット依存と睡眠習慣との関連を調査した研究によると、依存が疑われる中学生の睡眠時間は、7時間未満でした。

オンラインゲームでは、時間帯によってオンライン上に集まるプレイヤーの強さも変わるようです。レベルの高いプレイヤーほど深夜の時間に集まるため、レベルが上がるにつれ夜ふかしをするようになるケースもあります。

また、成人のいるチームに入ると、練習や試合が夜遅い時間になってしまうという場合もあります。

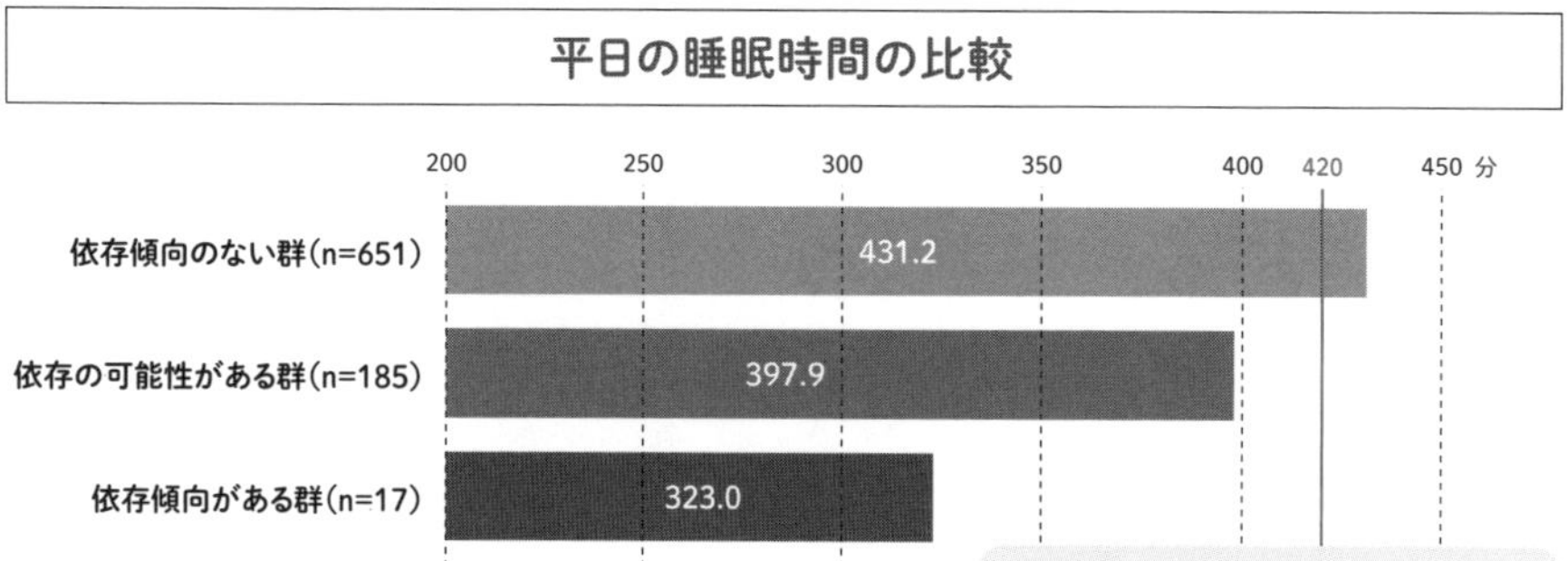

Kawabe et al. (2019). Association between sleep habits and problems and internet addiction in adolescents. Psychiatry Investigation, 16(8), 581-587

依存傾向が疑われる中学生の睡眠時間は7時間未満

スマホやゲームが睡眠に及ぼす影響

●寝る前のネット・ゲームの長時間使用により就寝時間が遅れる

依存には至らなくても、ネットやゲームはやればやるほどやりたくなる性質をもっているため、長時間使用になりがちです。その結果、寝る時間が遅くなってしまいます。

●子どもにとって刺激の強いコンテンツが脳を刺激し、寝つきが悪くなる

シューティング系やアクション系などのオンラインゲームは、興奮しやすく寝つきが悪くなります。動画でも、ゲーム実況など内容によっては刺激の強いものがあります。

●夜間にスマホやタブレットの強い光を浴びることで睡眠リズムが崩れやすくなる

人の体内時計は、もともと1日約25時間で、外界の24時間サイクルとはズレがあります。私たちは日常生活のさまざまな刺激によって、体内時計が24時間になるよう調節されています。この24時間に調節するもっとも強い刺激が光です。朝起きてから日の光を浴びることで体内時計が修正されるのです。

逆に、夜間に強い光を浴びると睡眠リズムが乱れる一因になります。寝る前にスマホやタブレットを見てしまうと、端末から発せられる光によって脳が「昼間の光だ」と勘違いをしてしまい、寝つきが悪くなってしまうのです。

寝る前にスマホやゲームをやめるコツ

「ゲームをやめて早く寝なさい！」という言葉をかけても、子どもはなかなかやめてくれないことが多いと思います。また、早く寝ようと布団に入っても眠れるものではありません。以下のコツを試してみると、子どもが早寝早起きをしやすい状況をつくることができます。

●寝る1～2時間前にはスマホなどの電子機器は手の届かないところに置く

枕もとなど手の届くところにスマホやゲーム機があると、使いたくなってしまうので、視界に入らず、すぐに触れないような場所にしまっておくとよいでしょう。親が預かることにしている家庭も多いです。

●ネットの代わりに寝る前にリラックスできることを試す

何かをやめるのは難しいものです。ネットやゲームの代わりに何かリラックスできることに置き換えてみるのも工夫の一つです。ストレッチをする、温かい飲み物を飲む、本や雑誌を読むなど、家族みんなでやってみるのもお勧めです。

●「早寝」よりも「早起き」からリズムを整える

睡眠リズムが乱れているときは、早寝をするのではなく、多少眠くても朝一定の時間に起きることを続けるのが大切です。そうすることで、自然と夜に眠気が来て、早寝もできるようになっていきます。

●週末の寝過ぎを避ける

週末に寝過ぎてしまうと体内時計が乱れてしまいます。週末の起床時間は、学校がある日のプラス2時間まで（7時に起きている場合は9時まで）に起きるようにしましょう。また、休日の過ごし方として、子どもと一緒に楽しめる外出の予定を立てておくことも大切です。日中活動的に過ごすことで、日曜日の夜に自然と眠気が来て、夜ふかしを避けることができます。

勉強中にスマホやゲーム機を触ってしまう

なぜ集中できないのか

集中できない背景には、

- **勉強中、ゲームをやりたくてたまらない**
- **なんとなく、動画やゲームのアプリを開いてしまう**
- **課題が難しすぎて取り組むことが困難**

など、さまざまな要因が考えられます。

近ごろは学校現場にICT教育が導入され、遊びでも学習でもネットに触れる機会が多い環境にあります。ICT教育自体は、子どもたちの考える力やプレゼンテーション能力などを最大限に引き出すことが期待されており、利点も多くあります。

しかし、気づいたら勉強ではなく動画を見ていた、勉強をしているのか遊んでいるのか分からないため注意しにくい、など保護者の戸惑いもうかがえます。

勉強中にゲームや動画を触ってしまう

タブレットを使って勉強をしているときに、たびたびネットサーフィンや、動画などを見てしまい、課題を終えるのに時間がかかってしまうというケースについて問題解決を考えてみます。

子どもの様子を丁寧に観察してみると、その子にとって易しめな課題や好きな課題は比較的集中できている一方、難しい課題や嫌いな課題になると、動画を見始めるということがよくあります。つまり、難しすぎる課題に出会ったときに動画を見た結果、課題から逃避できたことで、

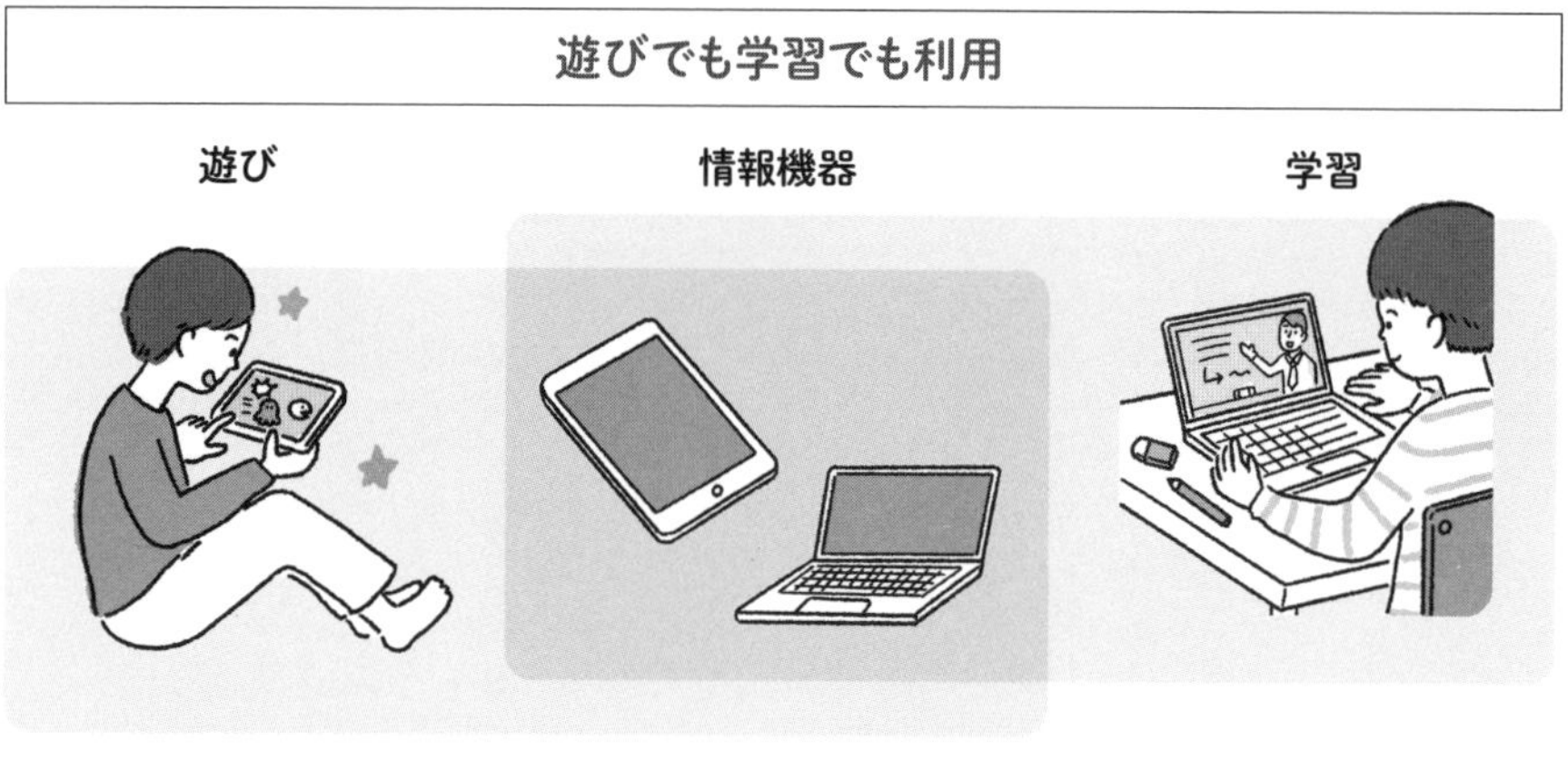

ゲーム行動の分析

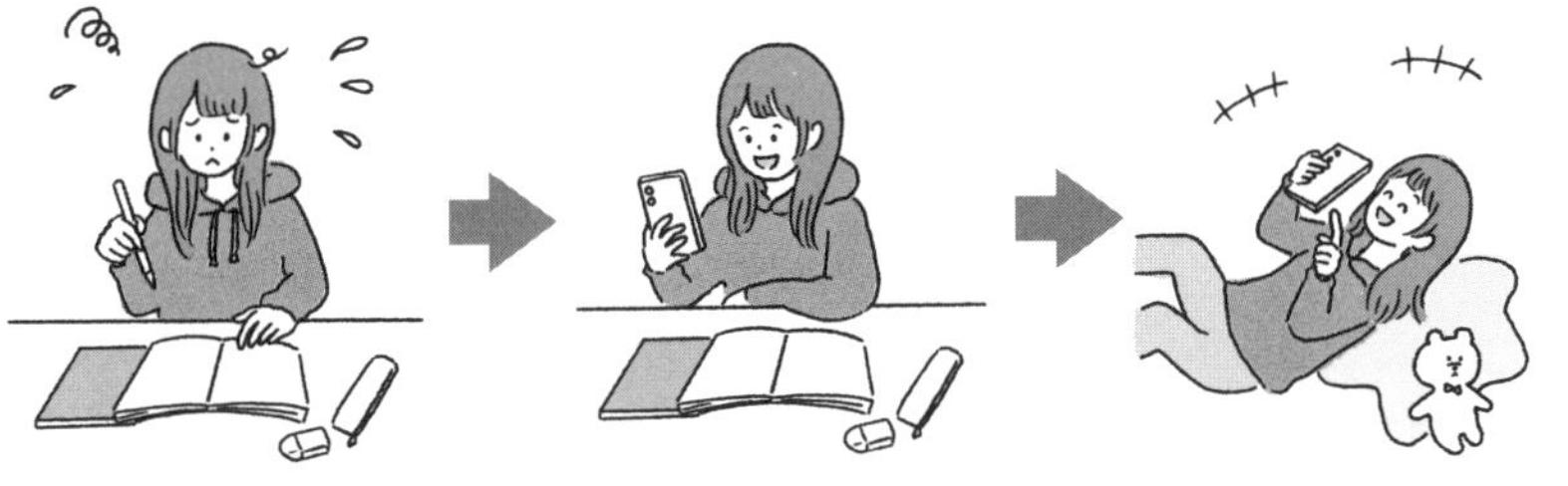

難しすぎる課題　→　動画を見る　→　一時的に逃避できる

動画を見た結果、一時的に困難から逃避できる

動画を見る行動が繰り返し起こるようになっていると考えられます。

取り組みやすい状況をつくる

このような場面で、動画などネットを見る頻度を減らして、なるべく勉強に取り組めるような工夫を考えていきます。

まず、慣らし運転として、子どもが好きな課題や得意な教科からやらせてみると、行動に勢いがついて苦手な課題にも取り組みやすくなります。この技法を「行動モメンタム」といいます。

また、苦手な課題は、「スモールステップ」で取り組むとよいでしょう。例えば、文章を書く課題であれば導入まで書けたらOKなど、細かく区切ると気持ちも楽になります。

ゲームをしたくてソワソワしてしまう場合には、あらかじめゲームをする時間を確保しておくことも必要かもしれませんが、基本的には宿題のあとにゲームができるという順番のほうが、勉強をする行動の頻度が増えやすいと考えられます。

このように、苦手な活動の後に好きな活動が予定されていると、苦手な活動も取り組みやすくなるというものを「プレマックの原理」といいます。

子どもへの関わり方のポイント

否定的、批判的な言葉は避け、「〇〇しよう」などシンプルで肯定的な声かけのほうが伝わりやすくなります。また、「何か分からないことや困ったことがあったら言ってね。一緒に考えるよ」と伝えておくと、分からないからネットに逃避するのではなく、「困った」「分からない」と相談しやすくなります。

少しでも取りかかり始めたときや課題ができたときは、ほめる、励ます言葉かけを十分に与えていきましょう。

問題
5

ネット・ゲーム以外の活動に興味を示さない

ネット・ゲームは手軽に強い刺激を得ることができる

子どもにネットやゲーム以外にも「何かやったら？」と聞くと、子どもは「他にやることがない」と言う、「じゃあ、これやってみたら？」と提案するも断られる、やっても続かない、すぐに飽きてしまう……こんな経験はないでしょうか。

動画やSNS、ゲームはいつでもどこでもその場にいながら手軽に楽しい刺激を得ることができ、しかも、飽きずに続けられます。一方、現実の遊びや余暇活動は、移動しなければできない、道具を準備する必要がある、知らない人とのやりとりがある、など子どもによっては取り組むハードルが高いことがあります。その結果、ネットやゲーム以外の活動のレパートリーが広がりづらくなってしまうのです。

促すときのよくある失敗

勉強、読書、家事のお手伝いなど、親のしてほしいことを子どもに提案してしまうことがよくありますが、こうした提案は、子どもがしたくないと思っている場合に受け入れられないばかりか、反発すらされてしまいます。

また、子どもが楽しめるだろうと考えていたとしても、ずっと家にいる子どもにキャンプや登山を提案しても、ハードルが高すぎるかもしれません。

このように、親の提案と子どもにとって楽しいと感じることにズレがあるときは、うまくいきづらいのです。

子どもがハマっているネット・ゲームにヒントがある

まず試してほしいことは、子どもがネット・ゲームの何に魅力を感じているのかを探ることです。ネットやゲームといっても、具体的に何にハマっているかは、それぞれの子どもによって異なります。

例えば、シューティングゲームであれば、スリルや興奮、チームでの達成感などを魅力に感じているのかもしれません。一方、サンドボックス系のゲームでは、プレイヤーが自由に目標や目的を決めて遊びます。こういったゲームでは、創造性が刺激されることや、自分の作品ができたときには達成感を得たりするでしょう。

動画についても、ゲーム実況、お

笑い、アニメなど種類によって楽しさは異なります。さらに視聴だけでなく、自分で動画を編集したり、配信していたりする場合もあります。

SNSでは、オンラインでのコミュニケーションに楽しみを感じる人もいれば、「いいね」されるなど承認されることで満たされた気分になる人もいます。

このように子どもがハマっているネットやゲームを具体的に把握することで、子どもがどのようなことに楽しみや喜びを見いだすのかを理解することができます。

子どもの興味に合わせて活動を選ぶ

ポイントは4つあります。

- **子ども本人が楽しいと感じられる活動**
- **時間や果たす役割がネット使用と拮抗する活動**
- **今もすでにしている活動（もしくは将来的に起こりうる活動）**
- **家族も一緒に参加して楽しむことができる活動**

シューティングゲームが好きな場合は、スリルや爽快感を得られるような活動がよいかもしれません。例えば、ボードゲームやトランプであれば上記の要素を満たせるルールのものをチョイスする、運動であればジョギングよりも対戦型のスポーツのほうがより楽しめるでしょう。

時間や果たす役割が拮抗しているというのは、通常ゲームをしている時間を別の活動に置き換えてみる、ゲームと同じように楽しい気分・達成感を得られる別の活動に置き換えてみるということです。例えば、朝起きてすぐに育成シミュレーション系のゲームを始める代わりに、朝起きてから植物の世話をすることを習慣にしてみる、などです。

促し方、誘い方のコツ

まずは、小さい一歩から始めるのがコツです。遠くに出かけるのが難しい場合は、近くの公園にするなどハードルを下げる工夫を考えます。そして、好きな人と一緒に行く、好きな食べ物もセットにするなど、好きなものを組み合わせることでさらに魅力が高まります。

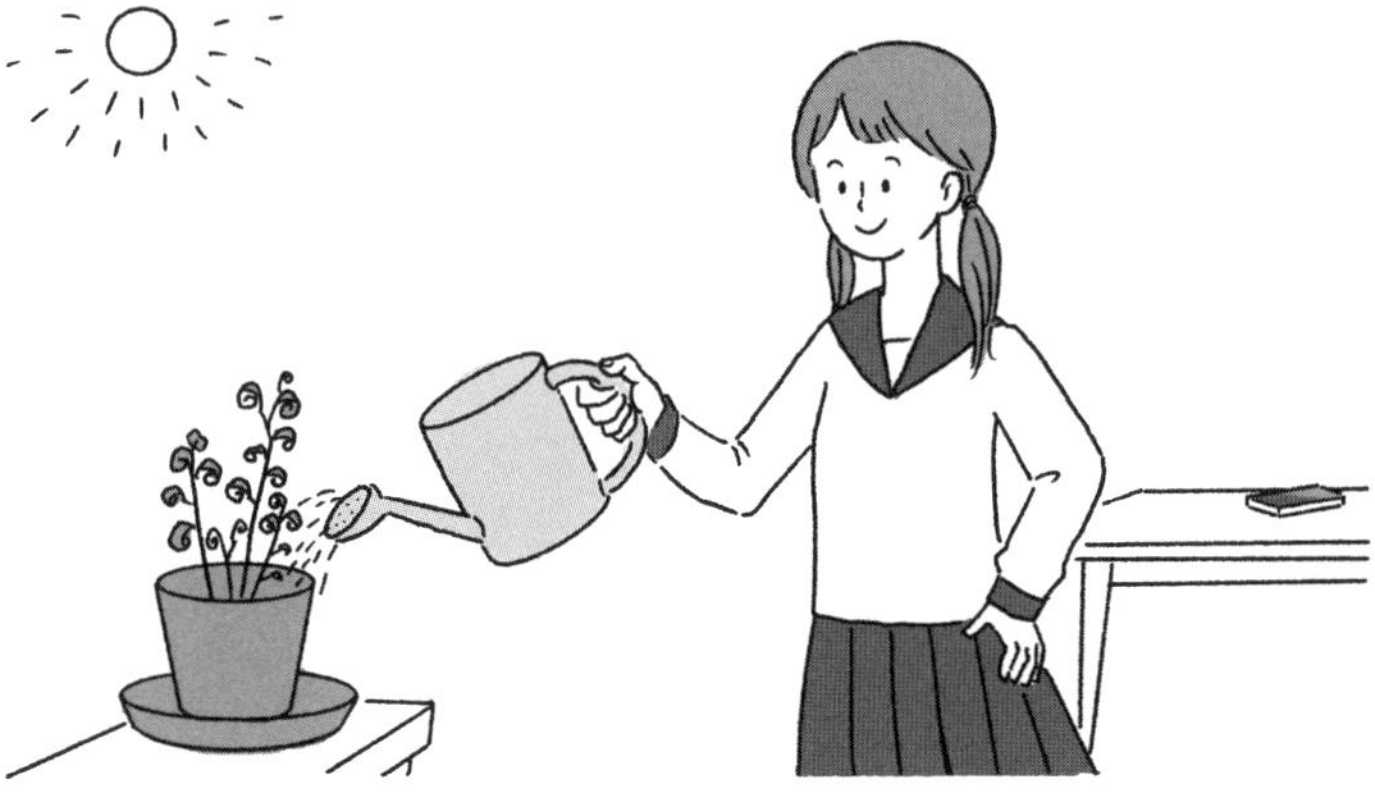

問題
6

ゲーム中の暴言がひどく、怒りがおさまらない

暴言などの攻撃的な言動が生じる背景

子どもがゲームに熱中するあまり、大きな声で暴言を吐いてしまうことは、相談に多い一つです。

他のプレイヤーを倒していき、最後の一人まで生き残れば勝ちとなる「バトルロイヤル」方式を採用しているシューティングゲームは、生き残りをかけて戦うため、プレイヤーはとても興奮しやすくなります。

また、暴言を他の人からモデリングしていることもあります。モデリングとは、他の人の行動を学習することです。オンライン上でボイスチャットをしながらゲームをしているときに仲間の暴言を聞くこともありますし、ゲーム実況動画の中には、配信者がゲーム中に悪態をついたり、物に当たったりしている場面が見られることもあります。

攻撃的な言動の引き金

ゲーム中の暴言の引き金になりやすい状況としては、なかなか勝てないこと、敵からあおり行為を受けること、ゲーム機の動作やネットの回線が遅いことがあげられます。

親の関わりが火に油を注いでしまうことも

子どもを落ち着かせようと、ゲームをしている最中の子どもに注意をしたりゲームをやめさせたりすると、さらに子どもが興奮し、家の中の物を投げたり壊したり、攻撃的な言動をとったりというように、状況が悪化してしまうことも決して珍しくありません。注意した親に怒りを向けて、暴力をふるってしまうというケースもあるため、ゲーム中の暴言に対する対応は、注意が必要です。

親の関わり方

まずは、子どもの暴言やゲームを無理に止めないことが大切です。子どもは、その場では感情が高ぶっていても、時間の経過とともに落ち着いてくるので、まずは落ち着くまで待ってみてほしいと思います。

子どもがゲームをしておらず、お互いに落ち着いているタイミングになったら、親としての気持ちを伝えます。

例えば「私は、大きな声だったから怖いと感じた」とか「もう少しボリュームを下げてほしいと思う」などです。「うるさい!」や「なんで静かにできないの?」といった伝え

方では、子どもは責められたように感じてしまい、なかなか受け止めることができません。

また「イライラしないの！」「怒ってはダメ！」といったようにネガティブな感情を抱くこと自体を否定する言い方もしないでください。ネガティブな感情をもつこと自体は、当然のことだからです。

「イライラしたんだね」「嫌な気持ちになったんだね」と子どもの気持ちに寄り添いながら、イライラや怒りを適切に表現したり、相手を傷つけずに伝えたりする方法や落ち着くための工夫を一緒に考えていけるとよいでしょう。

子どもと試してみたいこと

子どもに合ったクールダウンの方法や適切な怒りの表現方法を見つけるサポートをしてあげましょう。

例えば、イライラを感じたら深呼吸をする、10秒数えてみる、好きな歌を歌う、好きな感触のクッションに触るなど、子どもがやりやすい方法を試してみてください。また大声で暴言を吐くのではなく、「勝てなくて悔しい」「相手にあおられて悲しい」という表現の方法を教えてあげることも大切です。

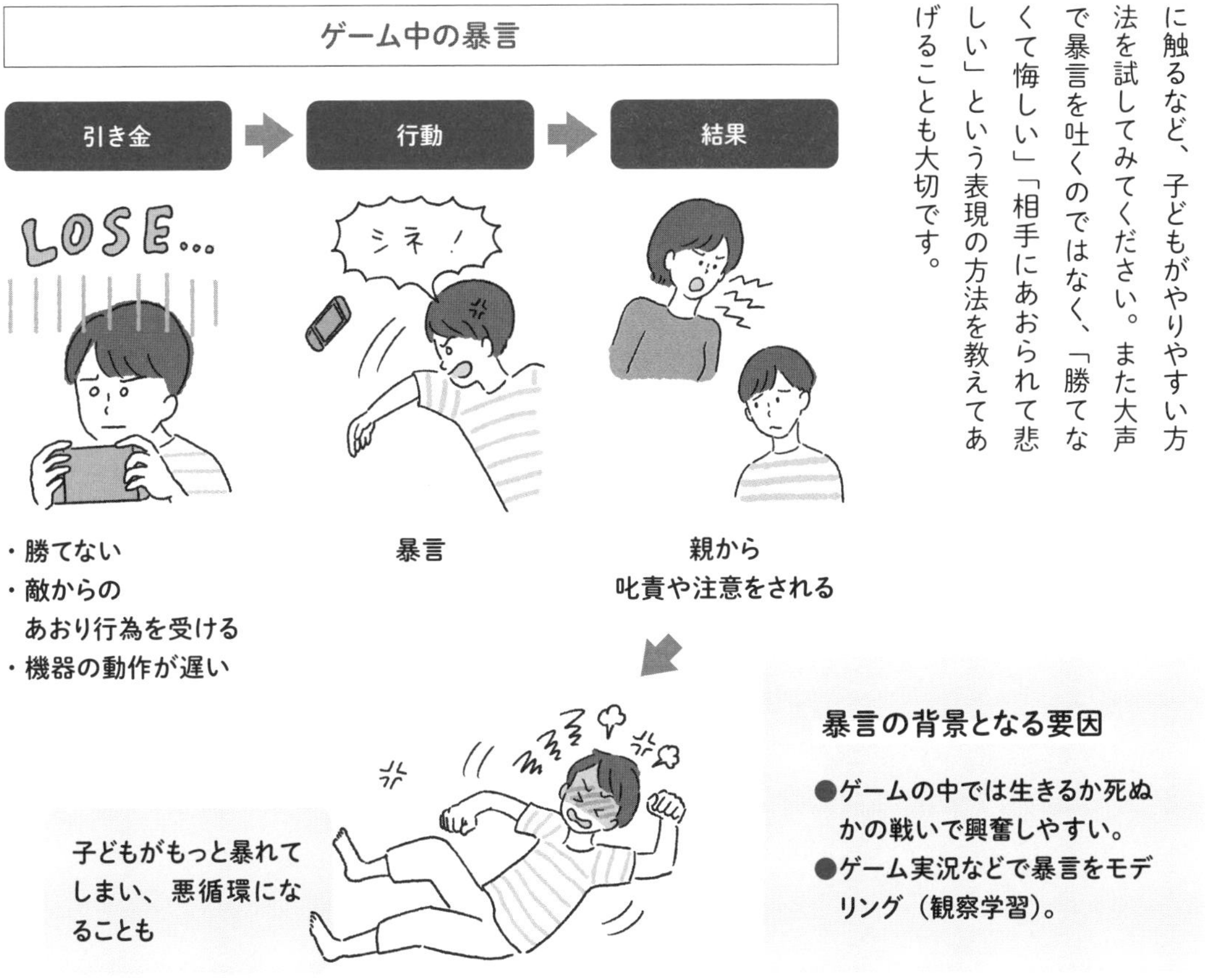
ゲーム中の暴言
引き金
行動
結果
LOSE...
シネ！
・勝てない
・敵からの
あおり行為を受ける
・機器の動作が遅い
暴言
親から
叱責や注意をされる
子どもがもっと暴れてしまい、悪循環になることも
暴言の背景となる要因
●ゲームの中では生きるか死ぬかの戦いで興奮しやすい。
●ゲーム実況などで暴言をモデリング（観察学習）。

親に隠れてゲームで高額課金をしていた!!

2022年6月29日に消費者庁が公表した「オンラインゲームに関する消費生活相談対応マニュアル」によると、令和3年度は、20歳未満が契約当事者である相談が、契約当事者全体の過半数を占めていました。また、20歳未満における契約購入金額は、10万円から50万円の割合が最多と高額の相談が多いとのことです。

この事例のように、親のクレジットカードを利用したり、親の現金を持ち出してプリペイドカードを購入したりして、オンラインゲームに高額の課金をしているケースが相次いでいます。

ゲームの高額課金

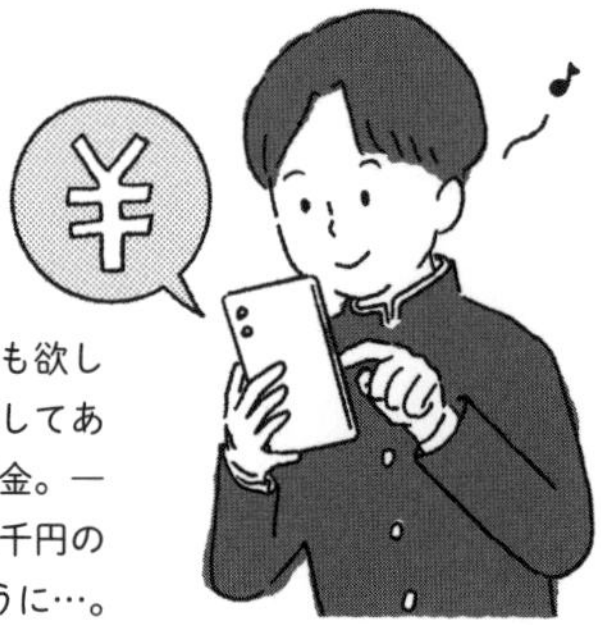

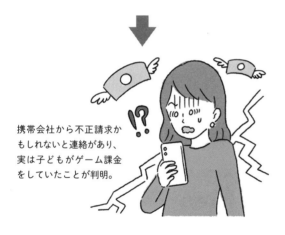

スマホゲームでどうしても欲しいアイテムがあり、登録してある親のカードで隠れて課金。一度だけと思っていたが数千円の単位で何度も課金するように…。

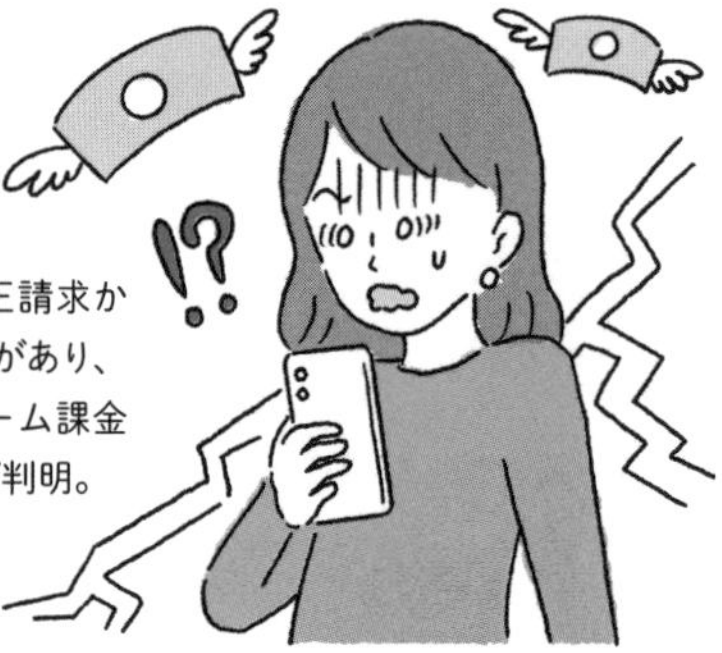

携帯会社から不正請求かもしれないと連絡があり、実は子どもがゲーム課金をしていたことが判明。

ガチャ・アイテム課金・投げ銭の危険性

第1章「ネット・ゲームの依存性とは?」（24ページ）でも説明したとおり、アイテム課金の中でも「ガチャ」は、高額課金になりやすい仕組みです。

ガチャではない、アイテム課金やライブ配信におけるいわゆる「投げ銭」についても、親のクレジットカードなどで引き落とされてしまうと、実際にお金がなくなる感覚がない一方で、ゲーム内で満足感を得られたり、優位性を感じられたりと、メリットがあるため、課金をし続けてしまい、金額も増えていく可能性があります。

課金についてのルールを決める

そもそも課金をOKとするか、課金をするとしたらどういう約束のもとで行うかなど、子どもの年齢や家庭の状況に合わせて子どもと話し合って具体的なルールを決めましょう。

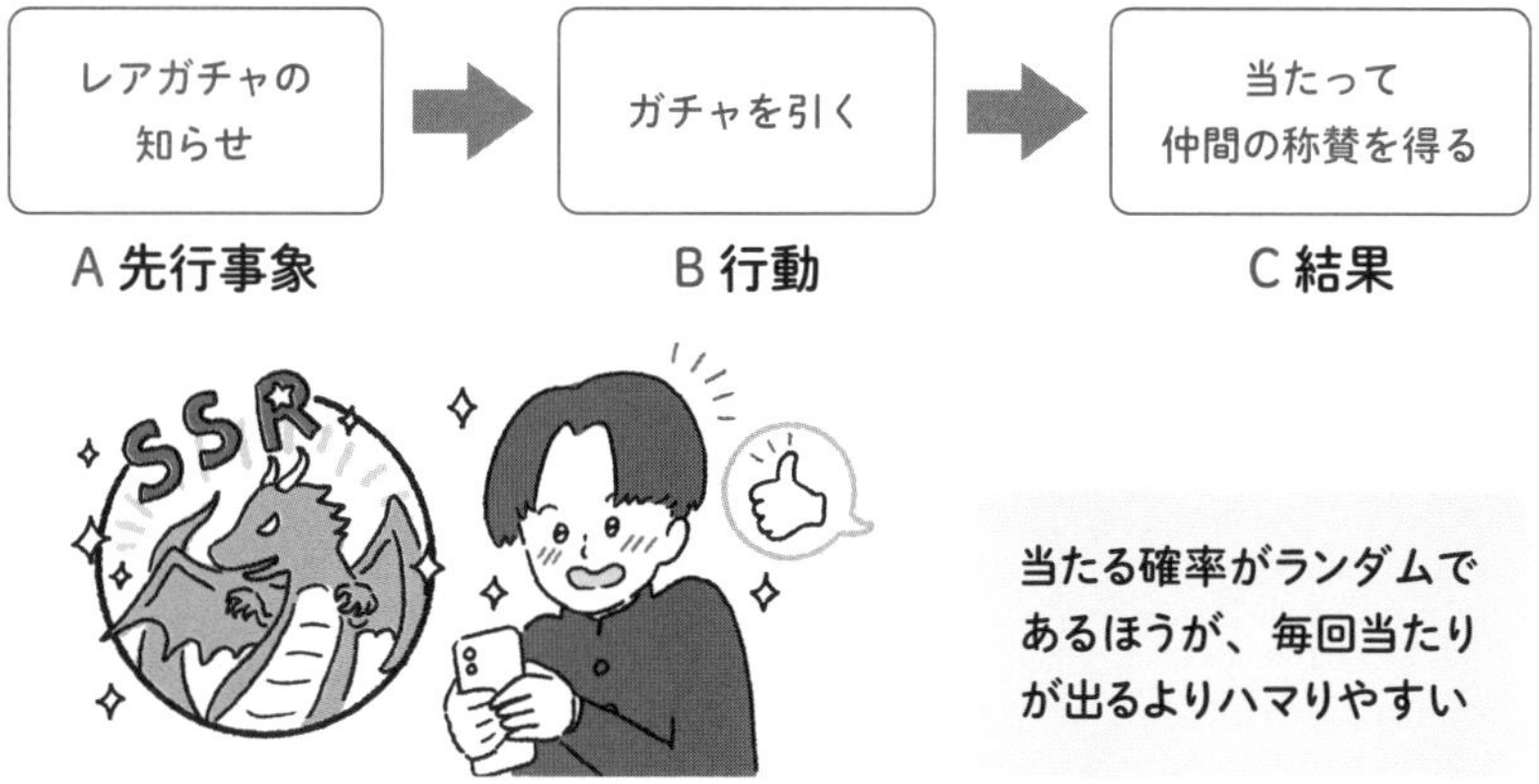

基本的にガチャがあるスマホゲームはおすすめしません。最初は無課金でプレイしていても、好きなアニメとのコラボなど期間限定のキャンペーンやイベントによって有料のガチャをやりたくなってしまうような仕掛けがあります。

また、金銭管理ができない年齢では、ガチャに限らず課金自体を避けたほうがよいだろうと思います。

使った金額の見える化の工夫

中学生、高校生くらいでは、アイテム課金をしたいという強い希望も出てくると思います。ある程度、お小遣いを自分で管理できるようであれば、お小遣いの範囲の中で課金をOKとすることもあるでしょう。

その場合も、子どもに任せず、事前に親に相談してからの利用が望ましいです。そして使った金額を書き出す、プリペイドカードを使うなど、金額を親子で可視化し、共有できるようにしておきます。

ペアレンタルコントロールの活用

ペアレンタルコントロールでは、ゲームのプレイ時間や購入、課金の制限、アプリごとの利用制限などができるので、ルールに合わせて設定をすることをおすすめします。

クレジットカードとパスワードの管理

スマホにクレジットカードが登録されていないか確認する、クレジットカードが登録された端末を子どもに不用意に使わせない、親のクレジットカードや現金は自分で管理し、カードの利用明細を定期的に確認することが必要です。

COLUMN 3

動画やライブ配信の楽しさ

動画を見始めたら止まらないのはなぜ?

動画サイトは、青少年が最も多く利用しているインターネットサービスです。自分の好きな動画を見ることで楽しい気持ちになれるだけでなく、ゲームやアニメなど自分の趣味に関するさまざまな情報も得ることもできます。

また、ユーザーごとにカスタマイズされた「関連動画」や「おすすめ動画」が表示されることで、次々に動画を見てしまいます。配信者も視聴数を獲得するために惹きつけるようなサムネイル（縮小画像）を作成しています。このように、ユーザーに「見たい」という気持ちを喚起させるしかけがたくさんあるのです。

動画を見続けてやめられないという人の中には、もともとうつや引きこもり、不登校という背景を抱えている場合があります。動画視聴は、ゲームよりも受動的で、集中力や体力をほとんど使わないため、うつ的な状態でも見続けることができます。

こういった場合、動画を見て楽しいというよりも現実のしんどさを紛らわす手段として、なんとなく見続けてしまうということが多いかもしれません。

ライブ配信も人気

ライブ配信の視聴は、単なる動画の視聴とは異なり、配信者とリアルタイムでやりとりができます。投げ銭をすれば、推しの配信者からコメントが返され、強い優越感や承認された感覚を得られる人もいるでしょう。ゲーム配信の場合は、他者のゲームプレイをリアルタイムで見ることで、自分でゲームをプレイするよりも手軽にゲームの世界への没入感が得られます。

一方で、ハマりすぎて睡眠時間や他の活動の時間を削っても配信を見続けたり、小遣いの範囲を超えて投げ銭を行ったり、現実の人間関係を疎かにしてしまう可能性もあります。

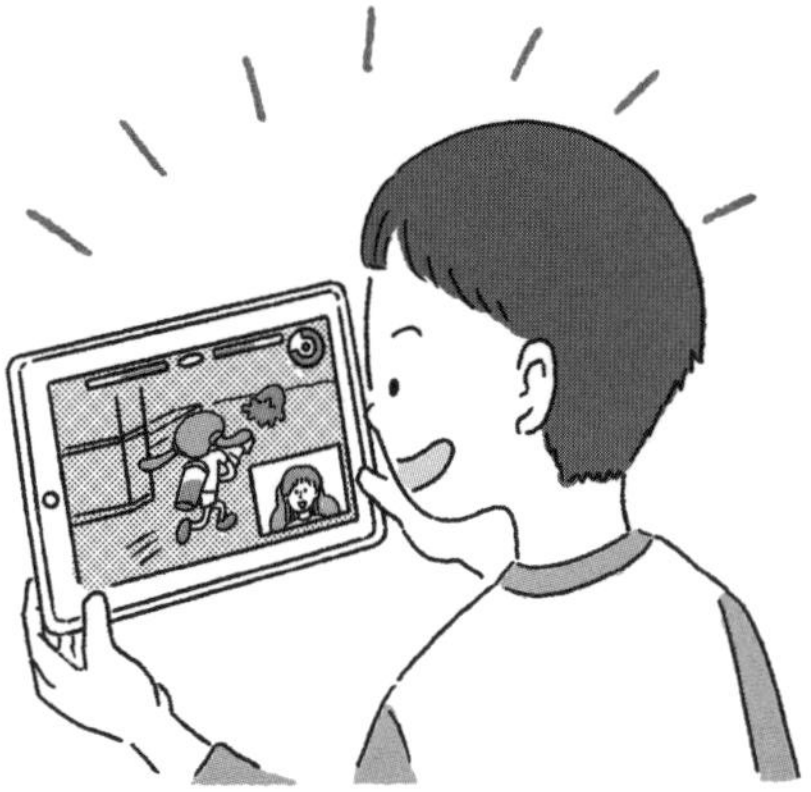

第4章

子どものネット・ゲーム依存が疑われるとき

Q 様子を見ていればよくなることもある？

自然によくなるケースはあるのか

時間の経過に伴ってネット・ゲーム依存が自然に回復するかどうかについては、まだ十分に明らかになっていません。

その中で、ゲーム依存の自然経過には、年齢が関係するのではないかという説があります。成人よりも青年期のほうが、時間が経過してもゲーム依存の有病率は大きく変化しなかったという報告があります。つまり、青年期のほうが、自然によくなる人は少ないかもしれないということです。

また、他の疾患があることや、本人を取り巻く環境などによっても、どのような経過をたどるかは変わってくると考えられます。

症状が短期間に進行することもある

ＩＣＤ-11に示されているゲーム依存の診断基準には、基本的には「症状が１年以上続いている場合に診断する」とされていますが、「症状が重症な場合にはそれより短くても診断可能」とも書かれています。

子どものネット・ゲーム依存では、使用し始めて数か月で依存状態になり、不登校や昼夜逆転になるケースもあります。短期間に急激に進行することもあるため、注意が必要なのです。

早期発見・早期介入のほうが早く回復し長続きする

ネットやゲームには、いかに飽きずに長時間使用させるか、夢中にさせるかという仕組みが施されています。そして欲求をコントロールすることがまだ十分にできない青年期は特に、「飽きるまで待とう」という考えよりも、「早期に発見して早期に対応する」という姿勢が必要になります。

実際に、依存症の症状が深刻な人のほうが、治療期間は長くなってしまう傾向にある一方で、早めに治療を受けた人のほうが治療期間が短いだけでなく、長期的に見ても回復が持続する傾向が見られます。

早期発見のためにできること

それでは、子どものネット・ゲーム依存を早期発見して治療や相談につなげるために、日ごろからどのようなことができるでしょうか。

●ネット・ゲームについて

オープンに話せる関係をつくる

子どもが「ネットの使用を減らしたくても減らせない」と親に相談できることが理想的ですが、なかなか言えないのが現実です。

普段から子どもがどんなネットやゲームが好きか、困ったことが起きていないかも含めて話せていると、子どもも親も、心配な状況になったときに率直に話し合いしやすくなります。

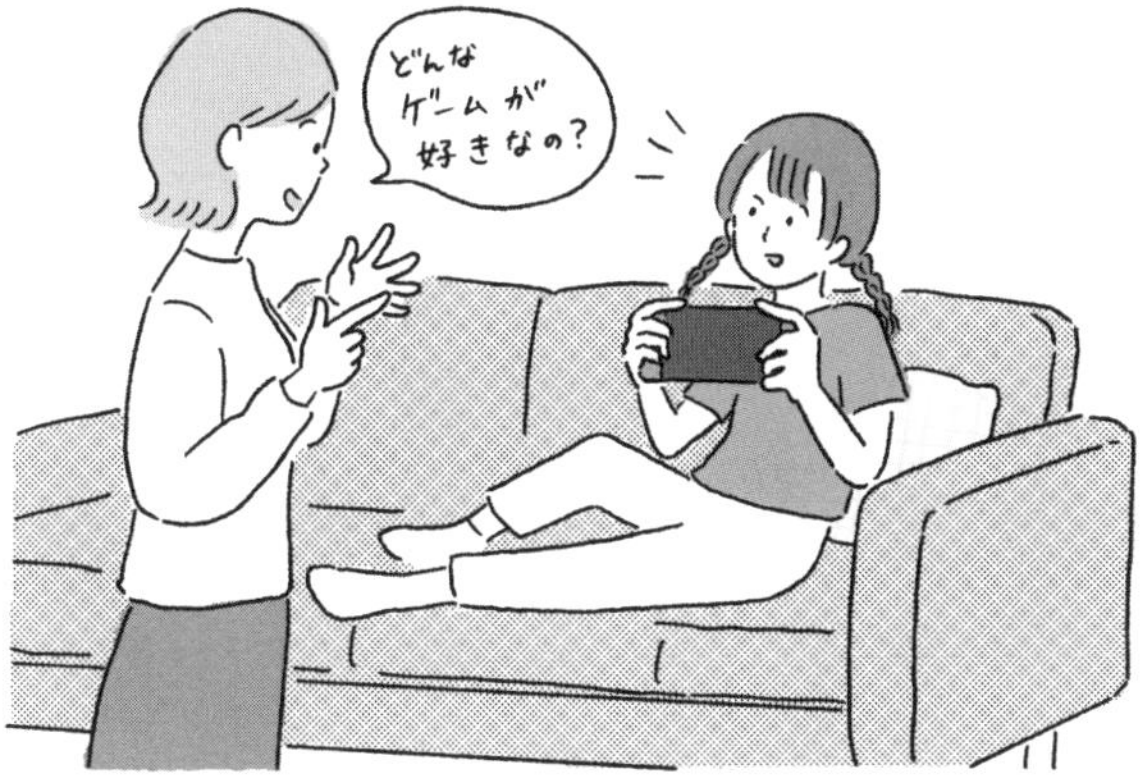
どんなゲームが好きなの？

●使いすぎをチェックできる体制をつくる

依存症の症状として、「ネットやゲームの使い過ぎを隠す、嘘をつく」というものがあります。そもそも隠そうとすること自体、依存のサインかもしれませんが、早期に発見するために、親子で使用状況を振り返る機会を定期的につくっておくこともよいでしょう。

●スクリーニングテストの活用

40～41ページで紹介したようなネット・ゲーム依存度をチェックするスクリーニングテストも客観的に依存傾向を把握するためのツールとして活用をお勧めします。活用方法や注意点は40～41ページを参照してください。

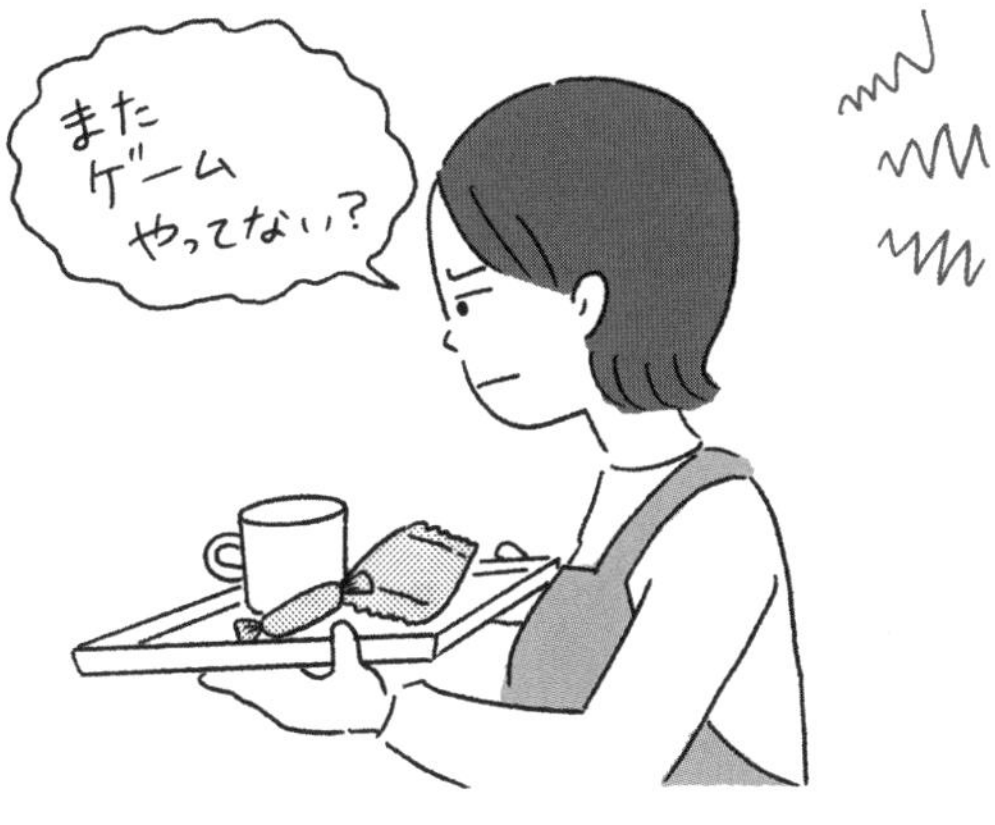
またゲームやってない？

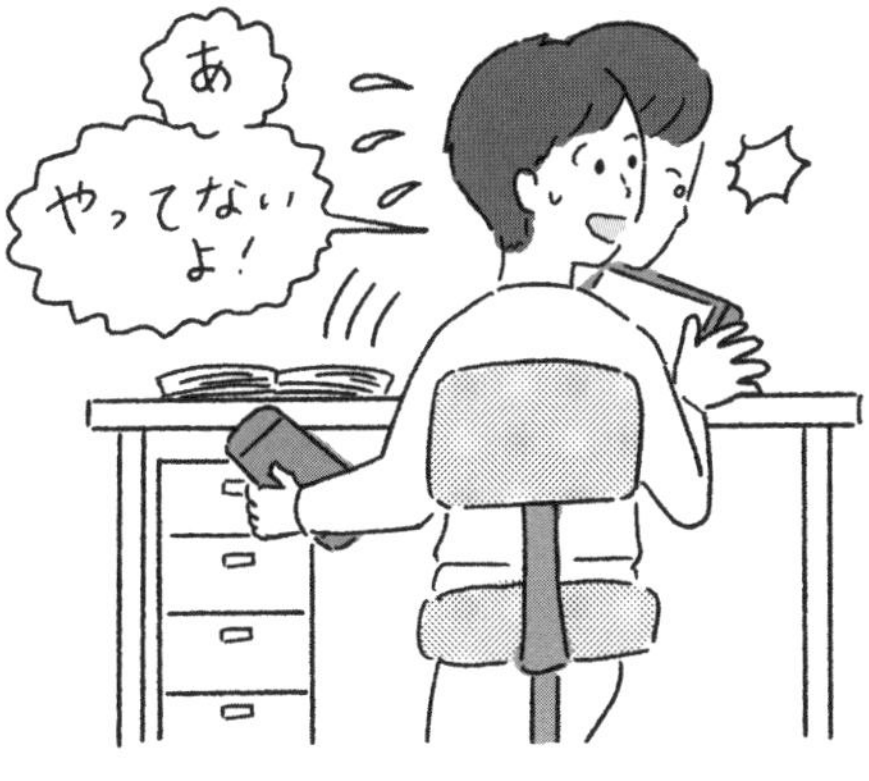
あ
やってないよ！

Q どこに相談すればいい？

相談することの大切さについて

「まだ相談しなくても大丈夫」と思っている間に状態が深刻化することもあるため、依存症という確証が得られなくても、心配や不安を感じたら、早めに相談することが大切です。

主な相談先について

●医療機関

医療機関では、薬物療法や面談、各種の心理療法（カウンセリング）を行うのが一般的です。依存症は、うつ病などと同様に心の病気に分類されるので、まずは専門の医療機関での受診を検討します。

また、内科的な疾患や他の精神的な疾患が背景要因になっている場合もあるため、必要に応じて検査を受けることもできます。

ただし、ネット・ゲーム依存を専門に診療できるところは、全国的に数が少なく、予約を取るのに数か月待つなど、すぐに相談できないことも多いようです。児童精神科や小児科などでもネット・ゲーム依存の診療をしているところもあるので、お近くのクリニックや病院を調べてみましょう。

専門の医療機関に行くことに抵抗があったり、診療に子ども本人を連れていくことが難しかったりという場合は、かかりつけの医師や総合病院などに、まずは相談してみましょう。専門の医療機関の受診が必要かどうかを判断してくれる場合もあります。

●行政・公的な相談機関

各都道府県に設置されている精神保健福祉センターでは、青少年のネット・ゲーム依存の相談を受け付けています。電話や面談での相談は無料で、家族相談を行うところもあります。

また、各地域の児童相談所、子ども家庭支援センターといった行政の窓口でも、相談できます。ネット・ゲーム依存について専門的に対応できる職員がいるとは限りませんが、子育てや子どもの心理面など全般的に相談できます。

さらに、学校のスクールカウンセラーや養護教諭に相談して悩みを聞いてもらうことや、相談先を一緒に探してもらうこともよいと思います。学校や家庭での様子を共有することで、学校や学校でのサポート体制を検討してもらえる可能性があります。

●民間のカウンセリング

民間で心理カウンセリングを提供している機関でも、ネット・ゲーム依存を専門にしているところがあります。医療機関に通いながら心理カウンセリングを受けることもできます。ただし、医療機関ではないので、保険適用外となることは心得ておきましょう。

民間の心理カウンセリングを選ぶ際には、臨床心理士や公認心理師といった有資格のカウンセラーが実施しているか、科学的なエビデンスに基づいた心理療法を行っているか、プライバシーの保護や料金体系が整備されているかなどをホームページなどで事前に確認することをお勧めします。

●自助グループ・家族会

当事者や家族による自助グループや家族会に参加してみるのも選択肢の一つです。そこでは、依存症に関する勉強会や当事者や家族がそれぞれの経験を語るミーティングなどが行われています。

回復の進んだ当事者や家族からアドバイスを受けたり、同じ悩みを分かち合ったりすることで、気持ちが楽になり、生活の見通しをもつことができるかもしれません。専門機関に通いながらでも参加できます。

●福祉機関

発達障害などがある場合、日中活動やスキルを学ぶ場として、放課後等デイサービスや自立訓練（生活訓練）などの福祉サービスの利用を検討してもよいと思います。就労を考えていく際には地域若者サポートステーションで就労支援を受けるなど年代によって必要なサービスを検討していくことも重要です。

家庭内で暴力の危険性が高い場合は警察に相談して、暴力のリスクが高い場面ですぐに連絡できるようにしておくことも考えられます。

いろいろな相談先

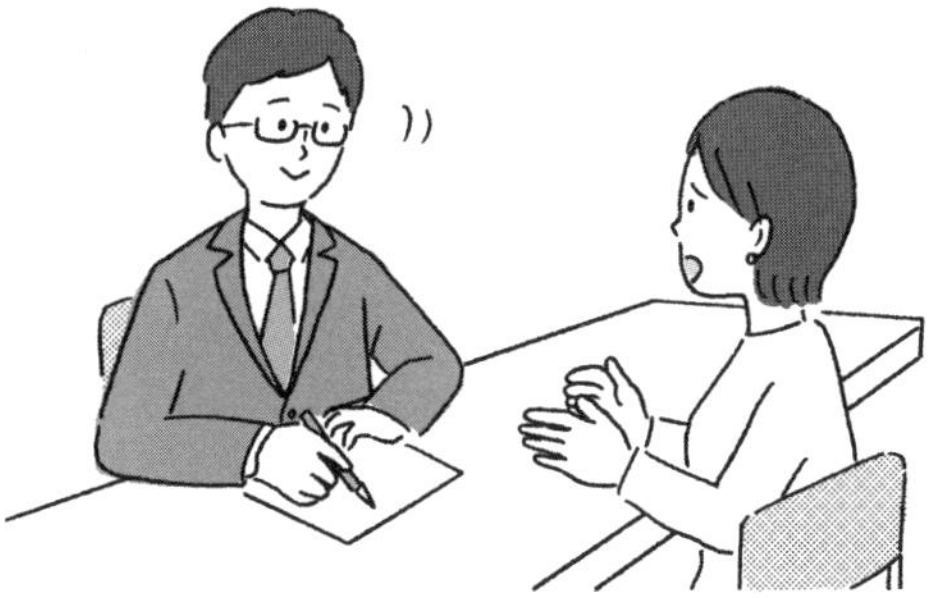

●自助グループ

家族会

●民間の相談機関の選択肢

ネット・ゲーム依存を専門とするカウンセリングルーム
オンラインカウンセリング

●行政・公的機関の選択肢

各都道府県の精神保健福祉センター
市町村の子育て支援センター
学校のスクールカウンセラー
養護教諭

●医療機関の選択肢

ネット・ゲーム依存専門外来
児童精神科・小児科
総合病院

Q 本人が拒否しているときは家族が相談してよい？

家族のみでもOK

本人を連れてこなければ受診や相談はできないというところもなかにはありますが、家族のみでの相談を受け入れているところは多くあります。

子どもが問題を認識しなければ何も変わらないということはありません。子どもにとって身近な存在である家族が支援を受けることは非常に意義があることだと思います。

子どもが問題を自覚していないことも多い

実際、私のカウンセリングでも、家族からの問い合わせが9割程度で、そのうちの大多数は家族のみのカウンセリングから始めています。

家族は子どもも本人を連れてきたいと思っていても、関係が悪化していて子どもと話ができないこともあれば、本人がネット・ゲーム依存ということを認めないために相談を拒否するケースもあります。

依存状態にある本人は、一般的に自分自身の問題を周囲に隠したり、否認または過小評価したりすることがあります。特に子どもの場合は、自分の問題を客観視することが大人よりも難しいかもしれません。

家族に向けた支援アプローチ

依存症当事者の家族を対象とする支援プログラムである「CRAFT」（Community Reinforcement and Family Training）は、科学的エビデンスが高く有用なプログラムとして有名です。

CRAFTは、コミュニティ強化と家族トレーニングの略称で、依存症当事者が支援や受診を拒否しているときに、その家族を対象として、当事者が相談や支援につながることを促進しながら、家族自身の生活や当事者との関係をよりよくしていくことを目標とします（なお、私はCRAFTをカウンセリングで実践しており、A/CRA/FT ASIA主催のトレーナーによる公認ワークショップを受講している立場として紹介しています）。

家族の精神的健康について

カウンセリングで出会う家族（親）の多くは、問題に対応する中で疲弊し、悩みを一人で抱えて孤独感を抱くなど精神的な健康が損なわれています。

精神的に余裕がなくなると、焦り

や不安が高まり、子どもに対して感情的になりすぎたり、否定的に関わったりしてしまいます。そうした関わりをしてしまう自分を責めて、さらにつらくなることもあるでしょう。

また、うつ的になると、一見ささいなことと思えるようなことでも、悲観的に捉えてしまいます。

家族自身がケアを受けることが大切

このように家族の精神的健康が損なわれている状態の場合は、まず家族自身がケアを受けることが大切になります。

自分のことよりも、子どもの問題をなんとかしなければと思われる家族もいらっしゃいますが、自分自身が楽になる方法を身につけ、リフレッシュできる時間をつくることは、子どもにもポジティブな影響を及ぼしていくことがあるのです。

家族の心身の状態を整える「メンテナンス」

- 家族の疲弊、孤独→焦燥感、イライラ、抑うつ
- 自分にごほうびを与えるなどホッとできる時間をもつ
- 子どもや自分自身を客観的に見ることができる
- 少し余裕をもって子どもと関われる

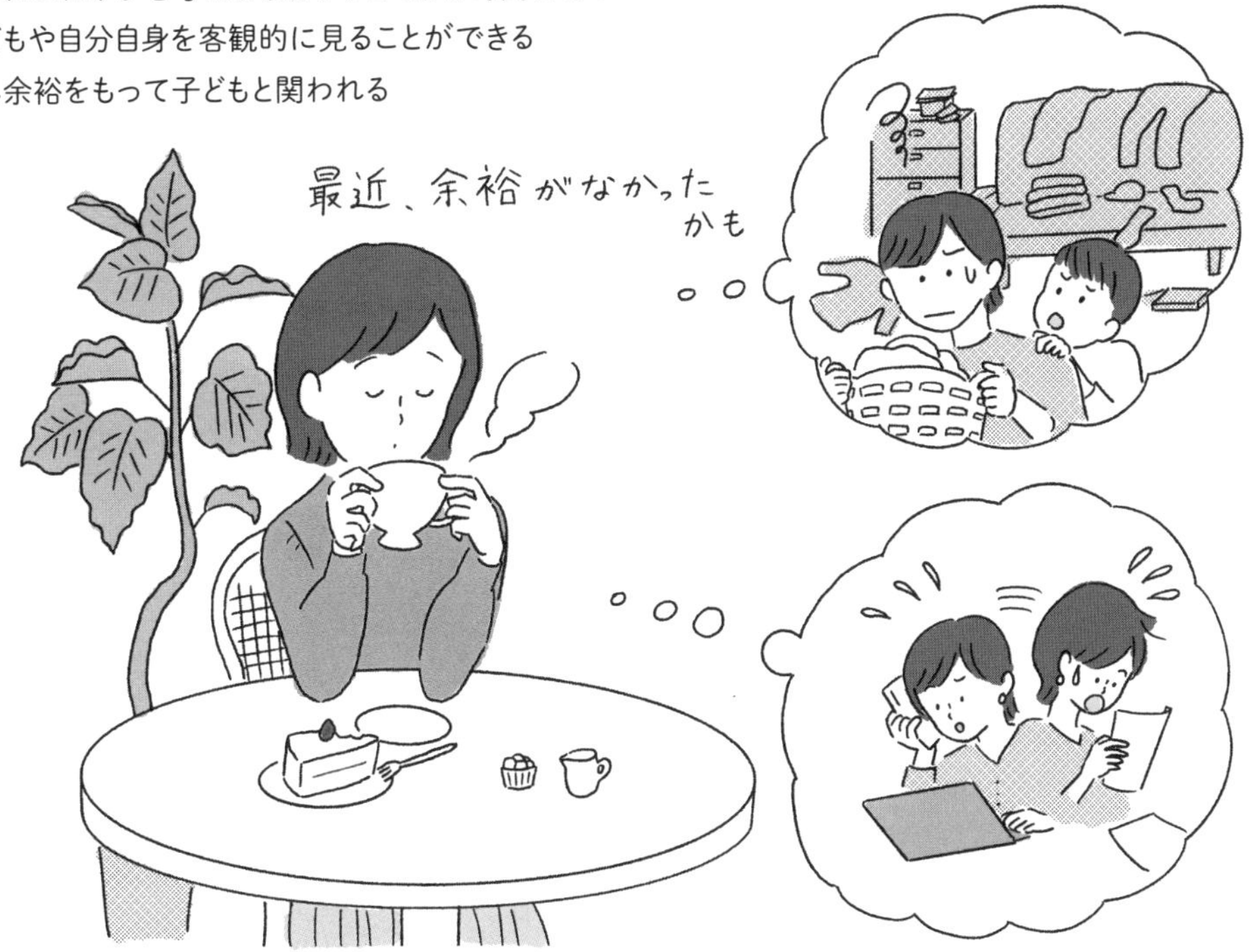
最近、余裕がなかったかも

Q 回復にはネットやゲームをやめる必要がある？

ネットやゲームをやめることは現実的ではない

現代においてインターネットは必要不可欠になっています。また遊びだけでなく、学習にも活用されています。そのような中で、ネットをやめるということはかえって生活が不便になるだけでなく、友人関係や学習面でも支障が出てしまうかもしれません。

ゲームについても、子どもや若者であればやっていて当たり前になっており、友人関係を形成するうえで重要な役割を担うこともあるでしょう。

ハームリダクションという考え方

依存症の分野では、近年「ハームリダクション」というアプローチが注目されています。

従来の依存症治療では、完全に薬物やお酒をやめることが、問題を解決する唯一の方法であると考えられていました。しかし、断薬をできないと治療を受けられなかったり、ハードルの高すぎる治療から脱落してしまったりする人も存在していました。

一方、ハームリダクションでは、やめることに限定せず、使用によって生じた健康上の問題や生活上の困りごと（ハーム）を減らしていくことを目的とします。薬物使用が本人、家族、本人の周りの人に及ぼした悪影響を認識するとともに、自分自身を理解し、薬物を使用せざるを得なかった経緯を理解しようとします。

ハームリダクションでは、必ずしも断酒・断薬だけでない、幅広い選択肢を提供します。欧州、オーストラリア、カナダなどを中心に効果的な薬物政策として広がっており、治療やカウンセリングなど臨床場面でも実践されてきています。

やめる／やめないという二者択一ではない

ハームリダクションの考え方を踏まえると、ネット・ゲーム依存においても、「やめる／やめない」という二者択一ではなく、ネットやゲームの過剰使用によってどのような問題が生じているかを理解し、問題を減らすための方法を一緒に考えていくことが大切であると思います。

また、本人自身が困っていることや変わりたいと思っていることを尊重し、そこから支援を始めていくことで、支援を長く受け続けることが期待され、結果的にネット・ゲームの使用が減っていくことや問題となるゲームをやめる可能性も高くなります。

本人の選択を尊重する

　依存状態にある本人にネットやゲームをやめること、減らすことを強要することは、生きづらさや苦しみを緩和する手段を奪うことになりかねません。

　支援者や本人の身近な人は、そのようなことに固執するのではなく、本人がどうしていきたいか、どうなりたいかに耳を傾けて、本人の選択を尊重して関わっていくことが大切です。

やめる・やめないの二者択一ではなくハームを減らすことを考える

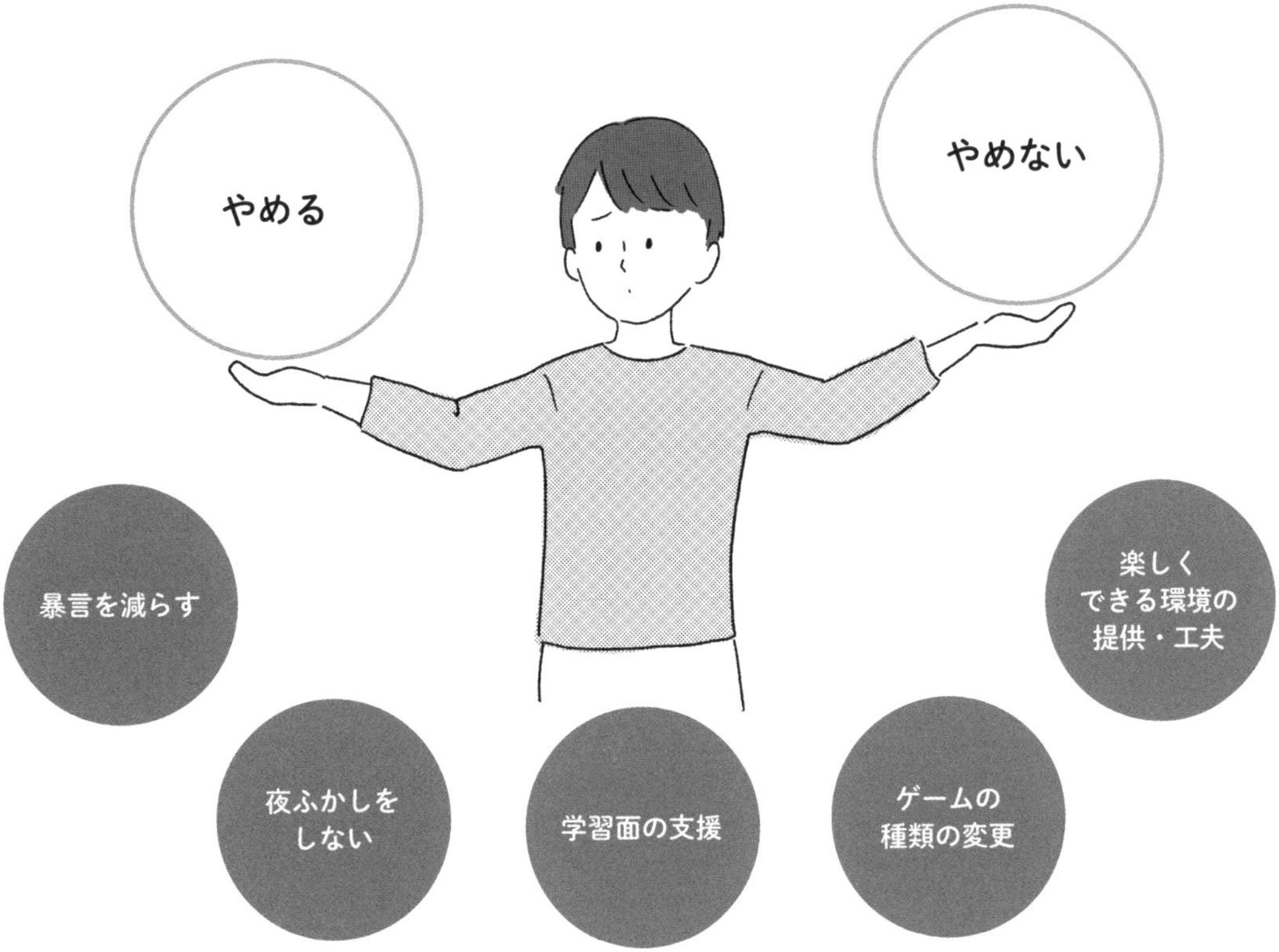

Q ネット・ゲーム依存からどうやって回復する？

回復の道のりは人それぞれ

依存症からは回復できます。しかし回復に向かってどのような道のりを歩んでいくかは人によって異なります。まったく同じ道を通ることはほとんどありません。したがって、回復支援も個別のケースに合わせたオーダメイドな支援となります。

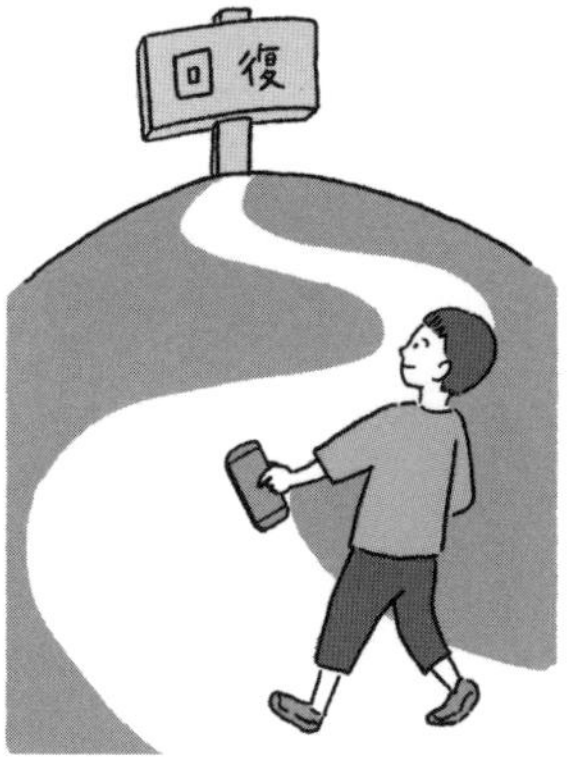

その中で、カウンセリングで出会ってきたケースに共通する基本的なステップを解説します。

ケース

授業でノートをとることや宿題や提出物を把握して取り組むことが苦手であった子。学習面での困難さから学校に行くのがつらくなり不登校に。

学校を休み始めてから、日中は動画やゲームで時間をつぶすようになり、次第に1日10時間以上ネットやゲームを使用する生活が続いた。食事はとるが、入浴は面倒くさがって入らない日もある。夜中までゲームをしているため、生活は昼夜逆転していた。

三つの基本的なこと

例にあげたケースのように日常生活に支障が出ている場合には、回復に向けてまず取り組んでいきたいことは大きく三つあると考えられます。

❶本人が夢中になっているネットやゲームを否定せずに、身近な人（多くの場合は家族）との信頼関係をつくっていく。

❷ネットやゲームをしなくても、それなりに心地よく過ごせる時間を少しずつ増やしていく。

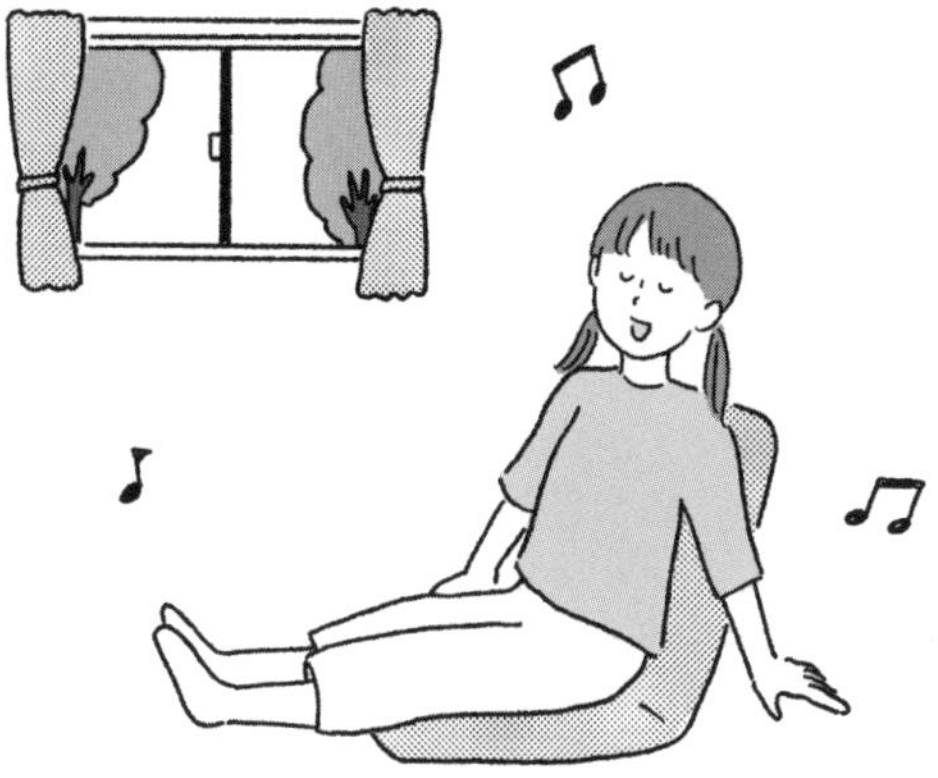

❸食事、睡眠、入浴、着替えなど基本的な生活習慣が乱れている場合は、スモールステップで整えていく。

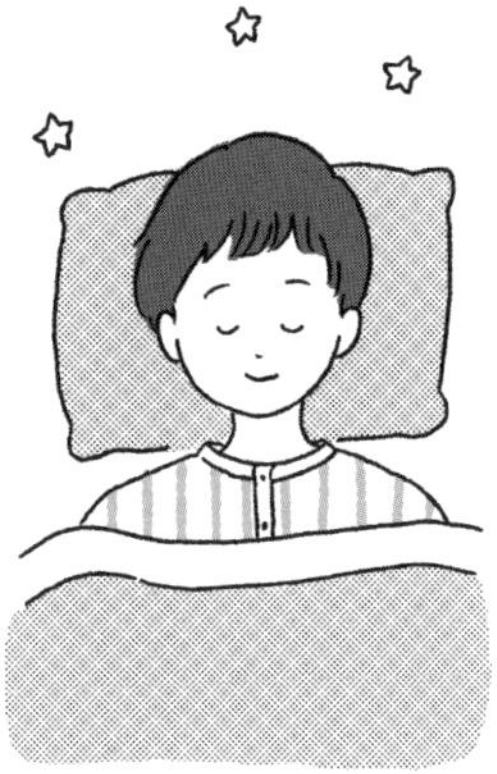

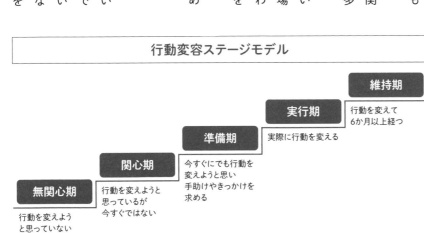

行動を変えるには段階がある

行動を変えるのは難しく、時間がかかるものです。多くの人は現状を維持するほうが楽だし安心です。一方、変化するのは不安を伴うものです。また、落ちるところまで落ちたら変わるということでもありません。その場合、むしろ追い詰められて、ますます逃避的になったり、投げやりになったりします。

行動を変えるには段階があります。行動を変えることに対してどれだけ準備ができているかによって、①無関心期、②関心期、③準備期、④実行期、⑤維持期の5つの段階に分ける考え方を行動変容ステージモデルといいます。これらの段階は直線的に進むのではなく、ときには戻ったり、また進んだりを繰り返すこともあります。

実際に出会う子どもたちは「無関心期」か「関心期」であることが多いのですが、その段階においても、「変わりたい」「変わったほうがいいかも」という気持ちを抱いている場合があります。そうした本人の変わりたい気持ちや変わる必要性の芽を見つけ、少しずつ引き出しながら、必要なサポートを行い、段階を進めていきます。

今できることを一歩ずつ

子どもが行動変容のどの段階にいるのかを踏まえながら、現段階でできることから一歩ずつ取り組んでいきます。小さな一歩に見えるようなことでも、「できた」という感覚をもてるようになることで、ネットやゲームに逃避するのではなく、現実の問題に目を向けていけるようになっていきます。

行動変容ステージモデル

実際に行動を変える

今すぐにでも行動を
変えようと思い
手助けやきっかけを
求める

行動を変えようと
思っているが
今すぐではない

行動を変えよう
と思っていない

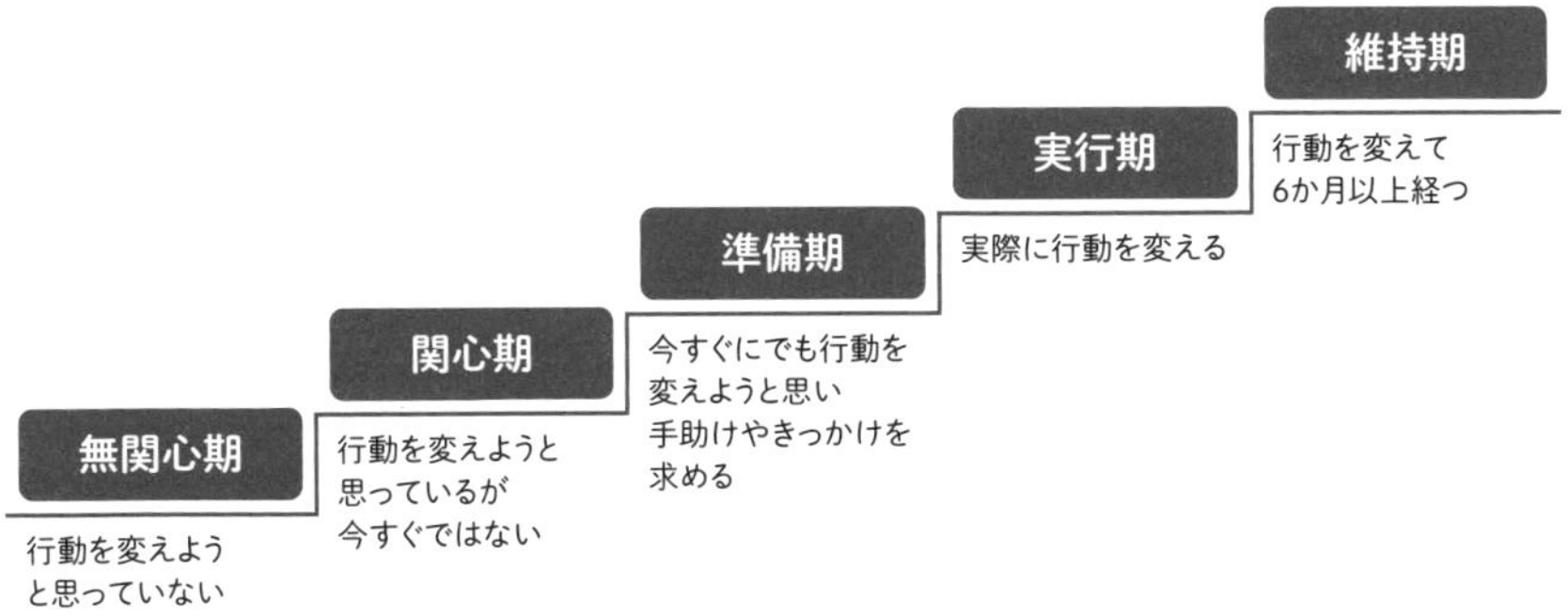

行動を変えて
6か月以上経つ

Q 回復しても再び過ぎることもある？

再び過剰に使用する可能性もある

最近は少し落ち着いた生活が送れているなと思っても、人生というのは一定ではなく、予期せずストレスとなる状況に出会うことはあるでしょう。また、新しい生活習慣や問題への対処法を身につける過程で、不安定になることもあります。そのようなときには、ストレスや困難への対処として以前の対処をとってしまう結果、ネットやゲームをやり過ぎてしまう状態に戻ることもあるかもしれません。

ただ、以前のようにやり過ぎてしまう状況になったとしても、「また前の状態に戻ってしまった」と悲観的になる必要はありません。ハームリダクションにおいても「再発とは、せいぜい自分自身、あるいは他の誰かと交わした口約束を守れなかった程度のこと」と説明されているように、誰でも起こり得るものなのです。

それでも意志が弱いのではない

このようなときも「やっぱり意志が弱いんだ」と見られることがあります。依存症になるのは意志が弱いからではないということを説明してきましたが、再び過剰使用の状態になったときにも同じことを強調しておきたいと思います。たとえ強い気持ちをもっていたとしても、予期しない出来事をすべて予測しておくことはできません。また、人間は完璧な存在でもありません。

大切なことは、失敗と捉えるのではなく、そこから何を学ぶかです。学んだことを生かして軌道修正すればよいのです。

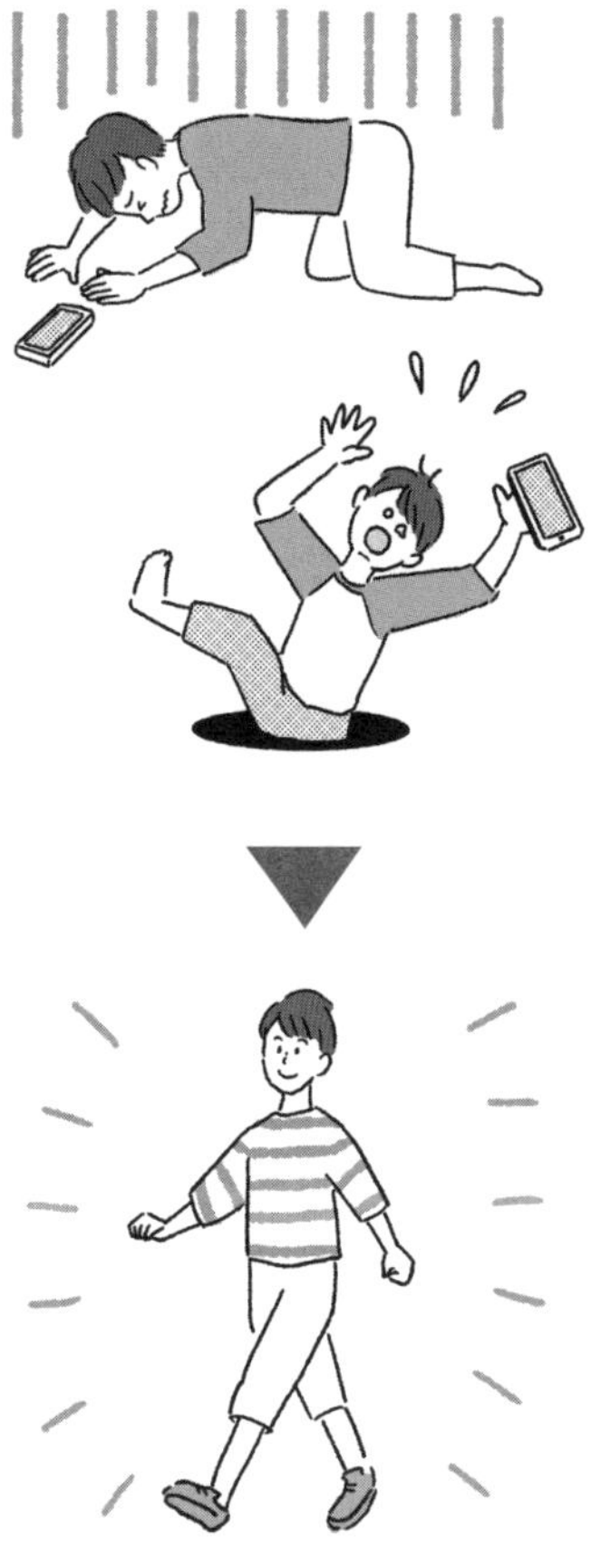

素直にやり過ぎたと言えること

最も大切なことは「つらい」「困った」「やり過ぎちゃった」と素直に言えることなのではないかと思います。

一人で悩みや苦しさを抱え込んでいるとつらい気持ちを少しでも忘れるため、和らげるためにネットやゲームの世界に頼ることもあるでしょう。また長時間やり過ぎてしまったことや課金をしたことなど、早い段階で信頼できる他者に言えることで、一緒に状況を立て直すことができ、必要なサポートも受けられます。

子どもの場合は、親や先生に責められるのはないかと不安で、素直に言えないこともあります。まずは大人が子どもの言動を責めないで、ありのままの気持ちや行動を受け止めることから始めていくことが大事です。

再発しないためのマネジメント

再び問題が起こる状況をつくらないための方法をいくつか紹介します。

まずリスクの高い状況を整理し、その状況をどうやって避けるかをあらかじめ考えておきます。

例えば、疲れて帰ってきた日は自分の部屋に直行してゲームをしていたのであれば、自分の部屋にはゲームを置かない、疲れた日はゲームではなく、好きなおやつをリビングで食べることにするといった代替となる手段を用意します。自宅で一人の時間をもて余すような状況だとSNSに没頭してしまう場合では、家族や現実の友人と過ごす予定をあらかじめ入れておくことや、ボランティアなど社会的な活動を行うコミュニティに入ることもよいかもしれません。

これらは一例で、どんな気分のとき、誰と、どの場所で、どんなネットやゲームをするのか、それぞれリスクの高い状況は異なります。カウンセリングでは、その人に合ったマネジメント方法を考えていくことになります。

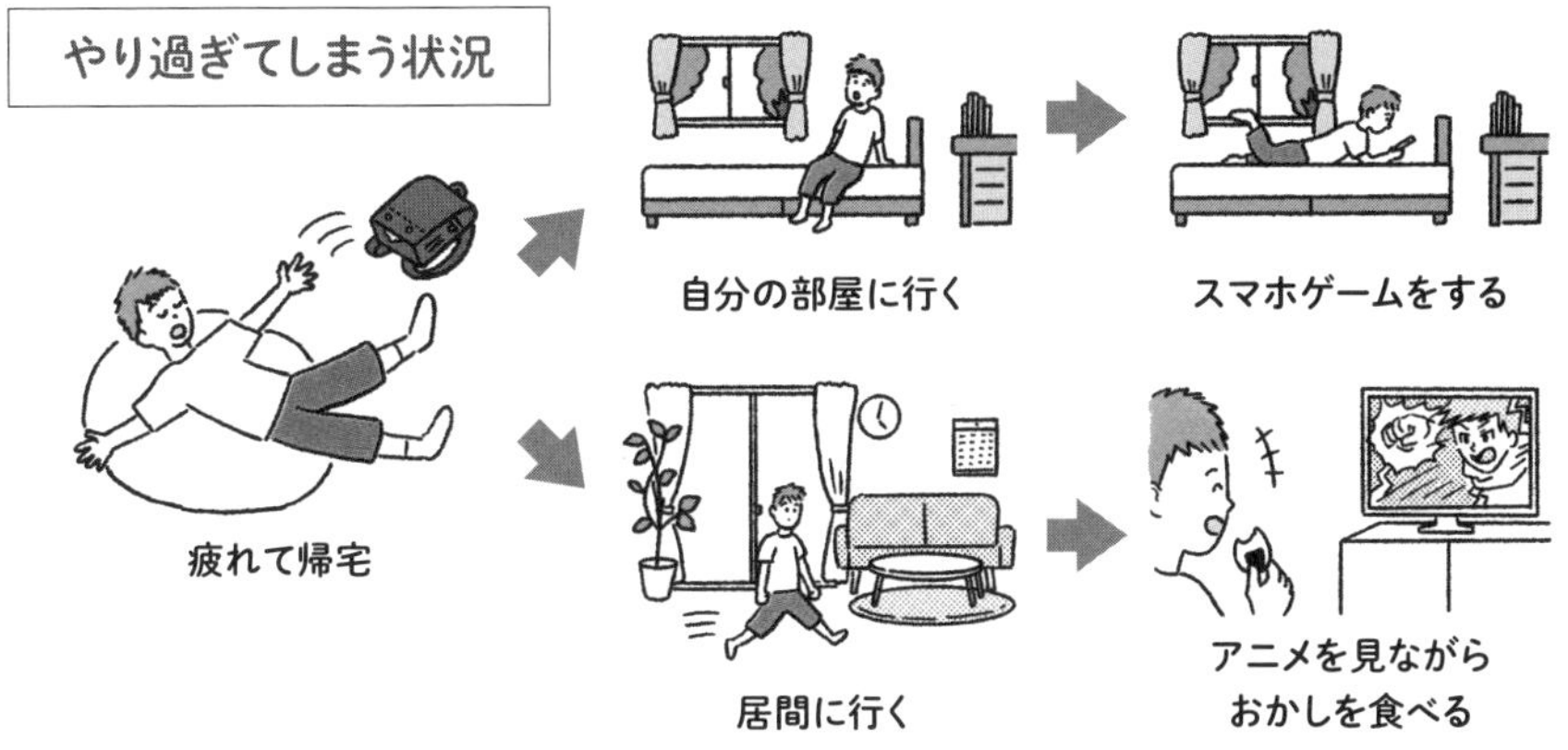

COLUMN 4

イマドキのSNS用語

基本編

●トレンド

ツイッター上でその瞬間に話題になっていることがわかる機能です。トレンドを見てみると、今まさに盛り上がっている話題がわかります。

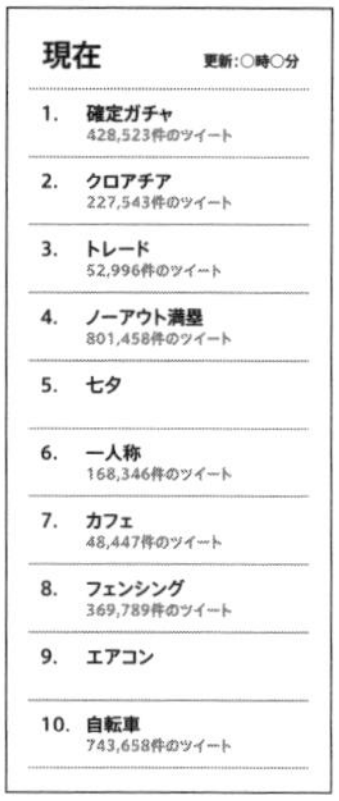

現在
更新:○時○分
1. 確定ガチャ 428,523件のツイート
2. クロアチア 227,543件のツイート
3. トレード 52,996件のツイート
4. ノーアウト満塁 801,458件のツイート
5. セタ
6. 一人称 168,346件のツイート
7. カフェ 48,447件のツイート
8. フェンシング 369,789件のツイート
9. エアコン
10. 自転車 743,658件のツイート

●DM

特定のアカウントとメッセージのやりとりを行う機能。コメントとの違いは、他のユーザーに見られることなく、やりとりができることです。ストーリーズにリアクションすることでDMのやりとりを始める場合もあります。連絡先を知らない相手ともやりとりできるため、未成年では特にプライバシー設定で制限をかけておくことも必要です。

発展編

●リムる

SNS上で相手のフォローを外すこと。フォローを外すことで自分のタイムライン上に表示されなくなります。リムる理由は人によりますが、なかには「リムられた」ことを「絶縁された」とネガティブに捉える人も多く、トラブルになることもあるので注意が必要です。

●FF外から失礼します

主にツイッターでのコメントで見られる用語。「FF」とは「フォロー／フォロワー」という意味で、「フォローしてもされてもいない関係ですが失礼します」ということ。FF外でコメントをしてはいけないという決まりはありませんが、作法として使用されています。

●エアリプ

主にツイッターで「@アカウント名」のメンションやリプライ機能を使用せずに投稿された、特定の誰かに宛てて返信や言及すること。見る人が見れば誰に向けたものか分かることもあったり、「自分のことかも？」と思い込んで傷ついたりすることもあるようです。

どのくらい知っていましたか？SNSでは、知り合いからまったく知らない人までつながることができ、思わぬところでトラブルが起こることもあります。一方で、好きな趣味や話題を共有できる楽しい場でもあるので、プライバシー設定やマナーについても知っておきましょう。

第5章 家族や教師、支援者の役割・関わり

「変わりたいけど変われない」気持ちを理解しよう

約束の時間を超えてゲームをプレイし続けているのを見たとき、本人を責めてしまうことがあります。まず子どもの気持ちの揺れ動きを見てみることで、子どもへの関わり方を考えていきましょう。

ケース6

ゲーム時間を減らしたほうがいいかもと思っているユウマくん（中学生）

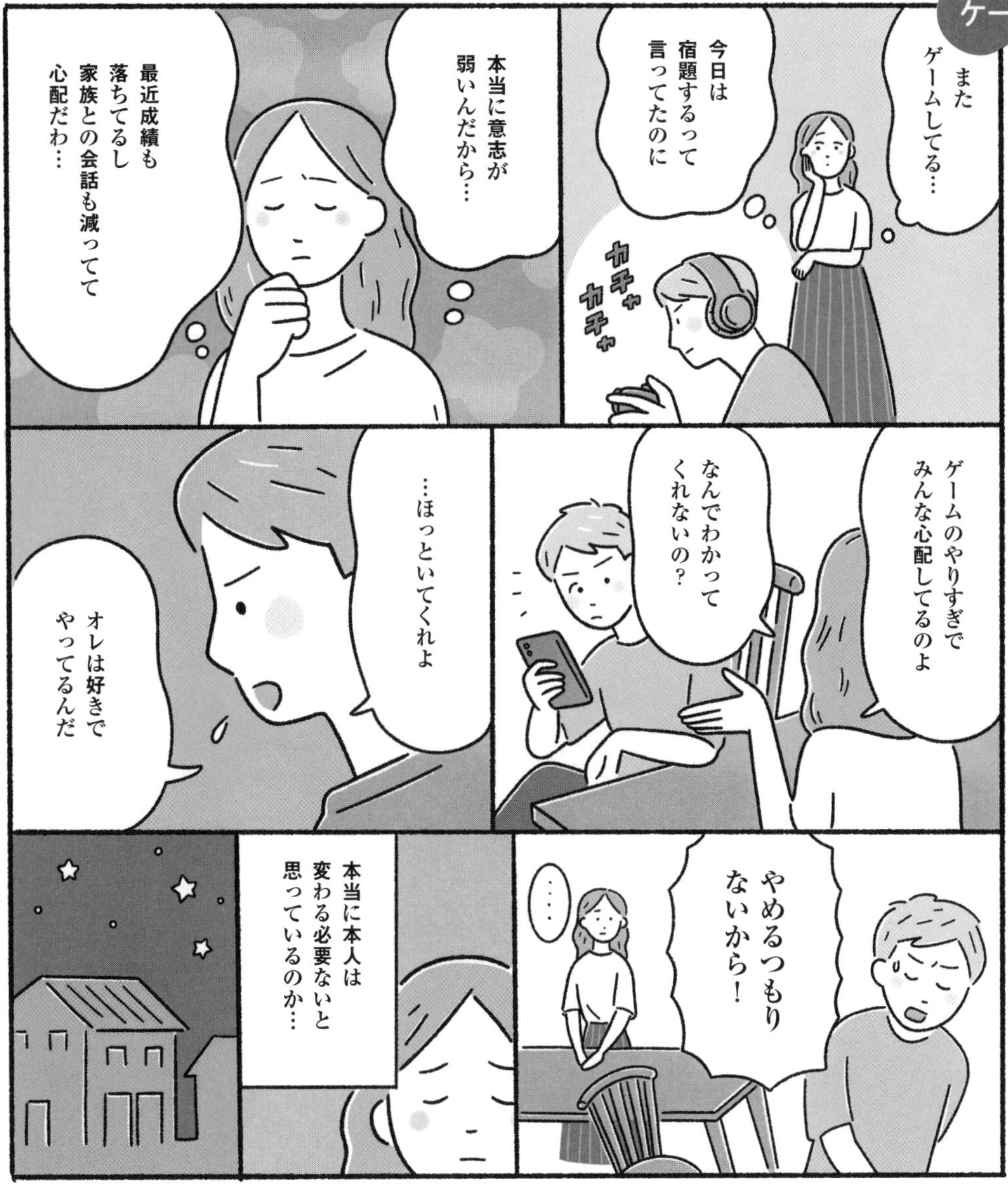
また ゲームしてる…
今日は 宿題するって 言ってたのに
カチャ カチャ
本当に意志が 弱いんだから…
最近成績も 落ちてるし 家族との会話も減ってて 心配だわ…
ゲームのやりすぎで みんな心配してるのよ
なんでわかって くれないの？
…ほっといてくれよ
オレは好きで やってるんだ
やめるつもり ないから！
……
本当に本人は 変わる必要ないと 思っているのか…

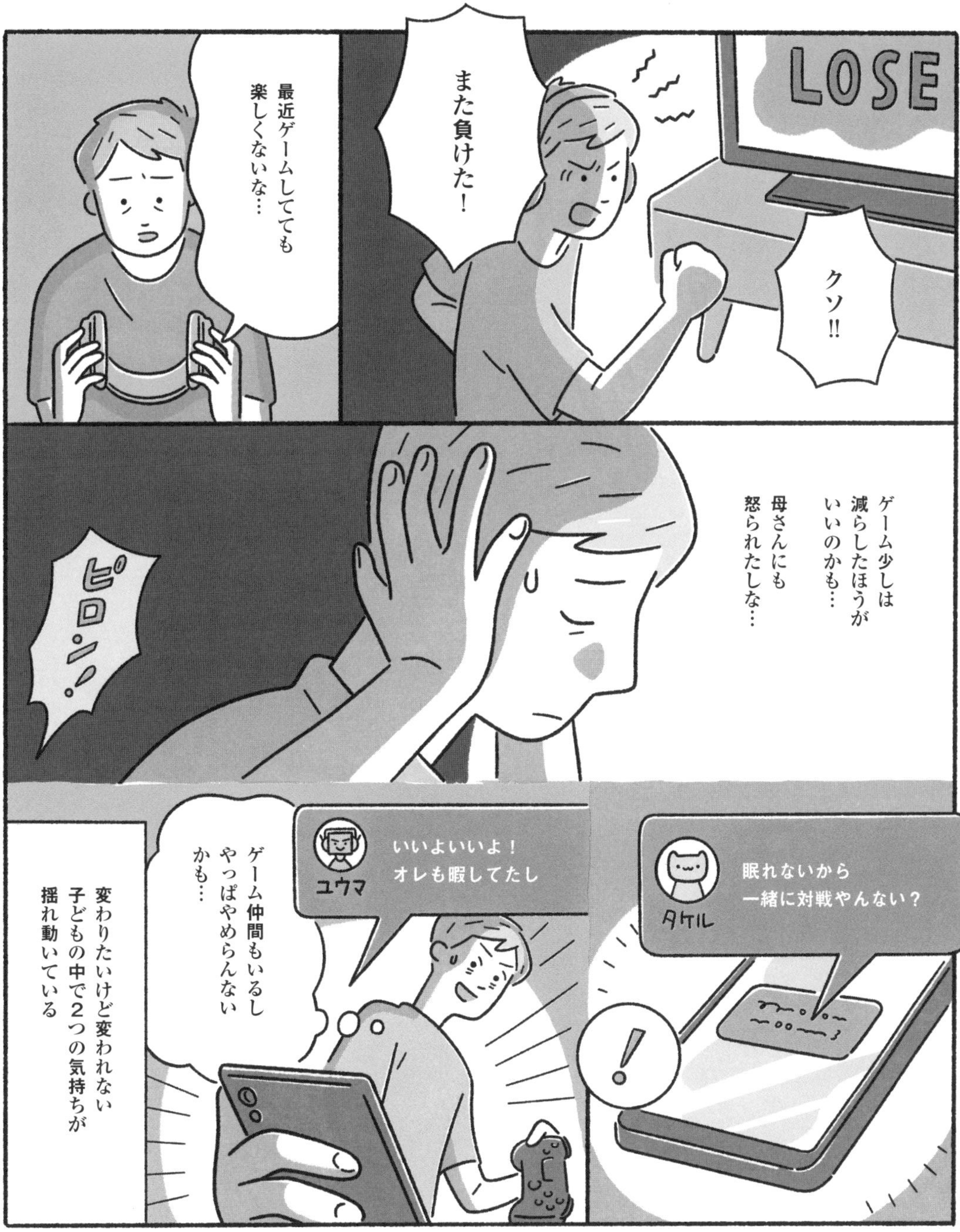
LOSE
また負けた!
クソ!!
最近ゲームしてても
楽しくないな…
ゲーム少しは
減らしたほうが
いいのかも…
母さんにも
怒られたしな…
ピロン!
タケル
眠れないから
一緒に対戦やんない?
ユウマ
いいよいいよ!
オレも暇してたし
ゲーム仲間もいるし
やっぱやめらんない
かも…
変わりたいけど変われない
子どもの中で2つの気持ちが
揺れ動いている

関わり方1

依存している子どもとどのように関わるか？

「減らしたほうがいいけど減らせない」という葛藤を理解する

実は多くの場合、本人自身もネット・ゲームの過剰使用によって生じる問題を少なからず認識しているといわれています。

「今日はゲームを減らしてみよう」とか「決めた約束を守ろう」と決意することがあっても、いざネットやゲームを始めると夢中になって時間を忘れてしまう……ということもあるでしょう。そして、結局長時間になり、他のことが手についていないと「やっぱり自分はダメだ」と投げやりな気持ちになってしまいます。

このように「変わろう」という気持ちと「変われない」という気持ち、相反する感情を同時にもつことを「両価性（アンビバレンス）」といいます。

この両価性を理解して、本人の葛藤を受け止める姿勢が大切です。特に身近な家族はネットやゲームをめぐる問題で困惑し、疲弊しています。家族は、自分たちばかり大変な思いをして、本人は変わろうとせず好きなゲームばかりしているといった気持ちを抱きやすいかもしれません。

両価性（アンビバレンス）

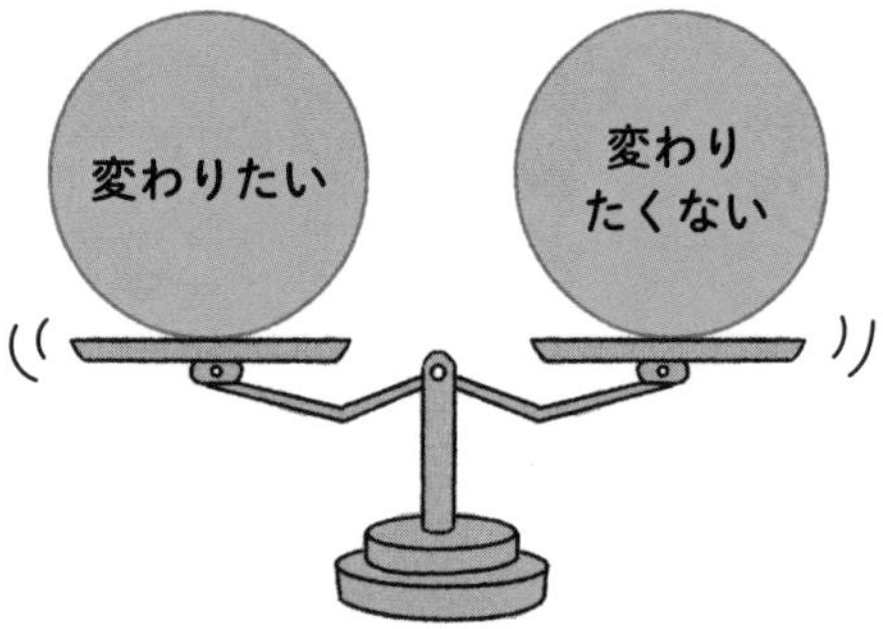

子どもに対して「変わらなければいけない」というスタンスで接すると、子どもは反発します。

そのため「変わりたいけど変われない」という気持ちを理解しようとするスタンスが、関わりの第一歩になるのです。

変化への動機づけに合わせて関わる

葛藤があったとしても今すぐに行動を変えようと思っていない子どもに対して、ゲーム時間を減らすことを提案したり、助言をしたりするのは、意味をなさないどころか関係を悪化させる可能性もあります。この段階では、子どもとネットやゲームについてオープンに話せる関係づくりから始めるとよいでしょう。どんな動画でどんな配信者が好きなのか、どんなゲームが好きで、得意なのかなど関心をもって会話をするだけでも十分です。

「この人は自分のことを理解してくれている」と感じると、少しずつ心を開いてくれるようになります。その中で、「ゲームをやめられなくて勉強ができない」などネットやゲームによって生じている問題や葛藤について言葉にしてくれるかもしれません。

このようなときも「じゃあ、やめればいいのでは」といった言葉をかけたくなりますが、焦りは禁物です。あくまでも自己決定できるように関わることが大切です。ネット・ゲームの過剰使用によってどのような問題が起こるのかを具体的に一緒に見ていくことや、ゲームを減らすことによるメリットとデメリットを明確にすることで、行動を変えることについて自分で決めることをサポートできます。

ゲームを減らすことのメリット・デメリット

メリット

- 時間ができる
- 宿題ができる
- 寝る時間が増える

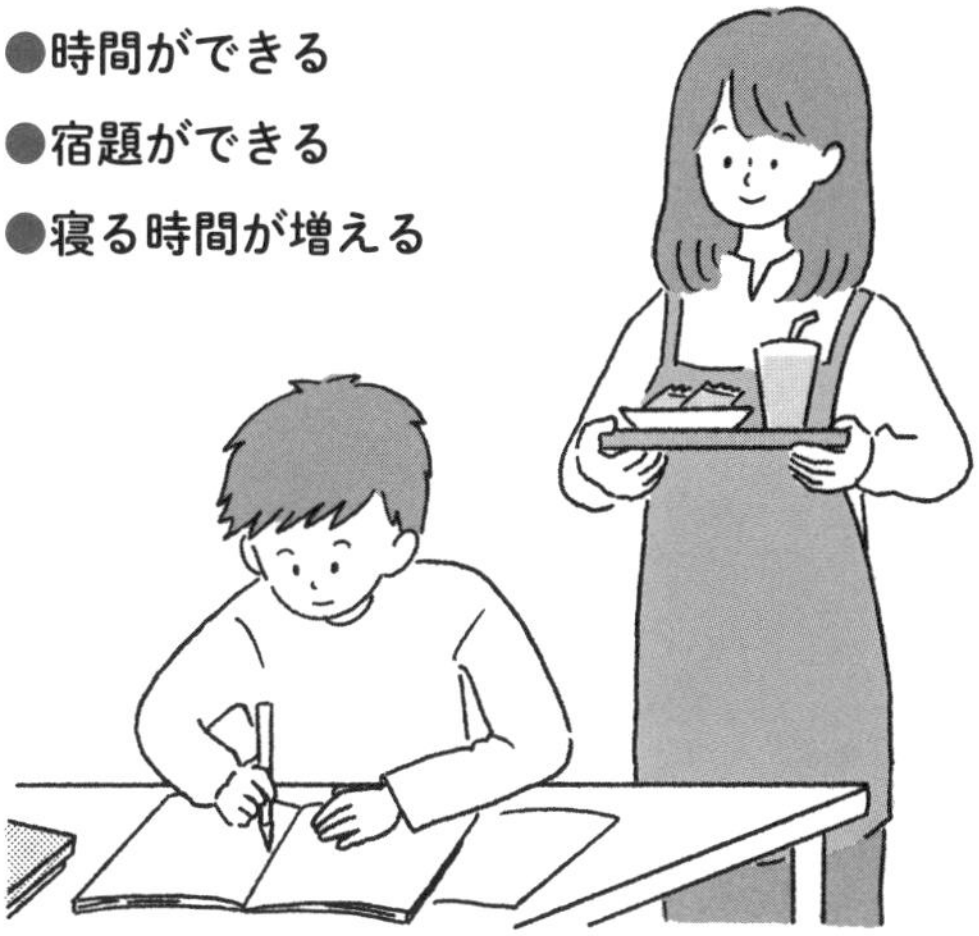

デメリット

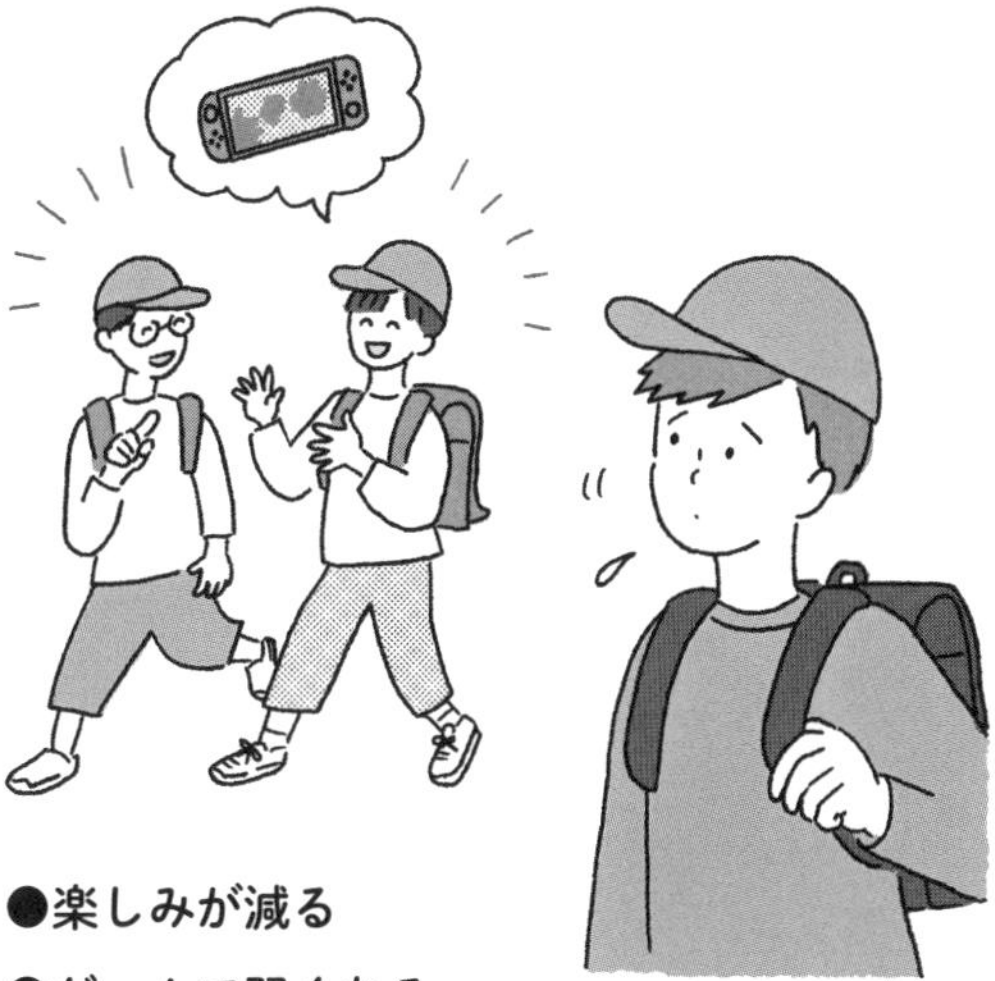

- 楽しみが減る
- ゲームで弱くなる
- ゲーム仲間と疎遠になる

関わり方2

親が自分のストレスに気づいて対処する

親自身の感情に気づくこと

子どものネットやゲームの問題について対応していると、親自身が疲弊してしまうことがあります。

また、自分の子育てが悪かったのではと自分を責めたり、将来のことについて悲観的になってしまったりなど、うつ的な気持ちになることもあります。

そういった親自身の疲労やつらい気持ちにふたをして、「今は自分のことより、子どものことを優先しなきゃ」と我慢しているケースも多いです。

そこで、まずは親が自分の感情に気づくことが大切です。今、自分はどのような感情を抱えているのかを把握することで、ストレスに早めに気づき、対処することが可能になります。

不満や怒りを我慢する必要はない

「なんで子どもは言うことを聞いてくれないのか」「いつも私ばかりが大変な思いをしている」などの気持ちをため込んでいると、あるとき怒りが爆発してしまい、子どもにも感情的に接してしまうことになります。こういった不満や怒りを感情のままに相手にぶつけてしまうと、状況はますます悪い方向に行ってしまいます。

我慢するのではなく、適切に感情を表現することが大切です。「私は」を主語にして伝えるなど、相手を責めない表現にして伝えることで、親自身の感情も大事に扱うことができます。

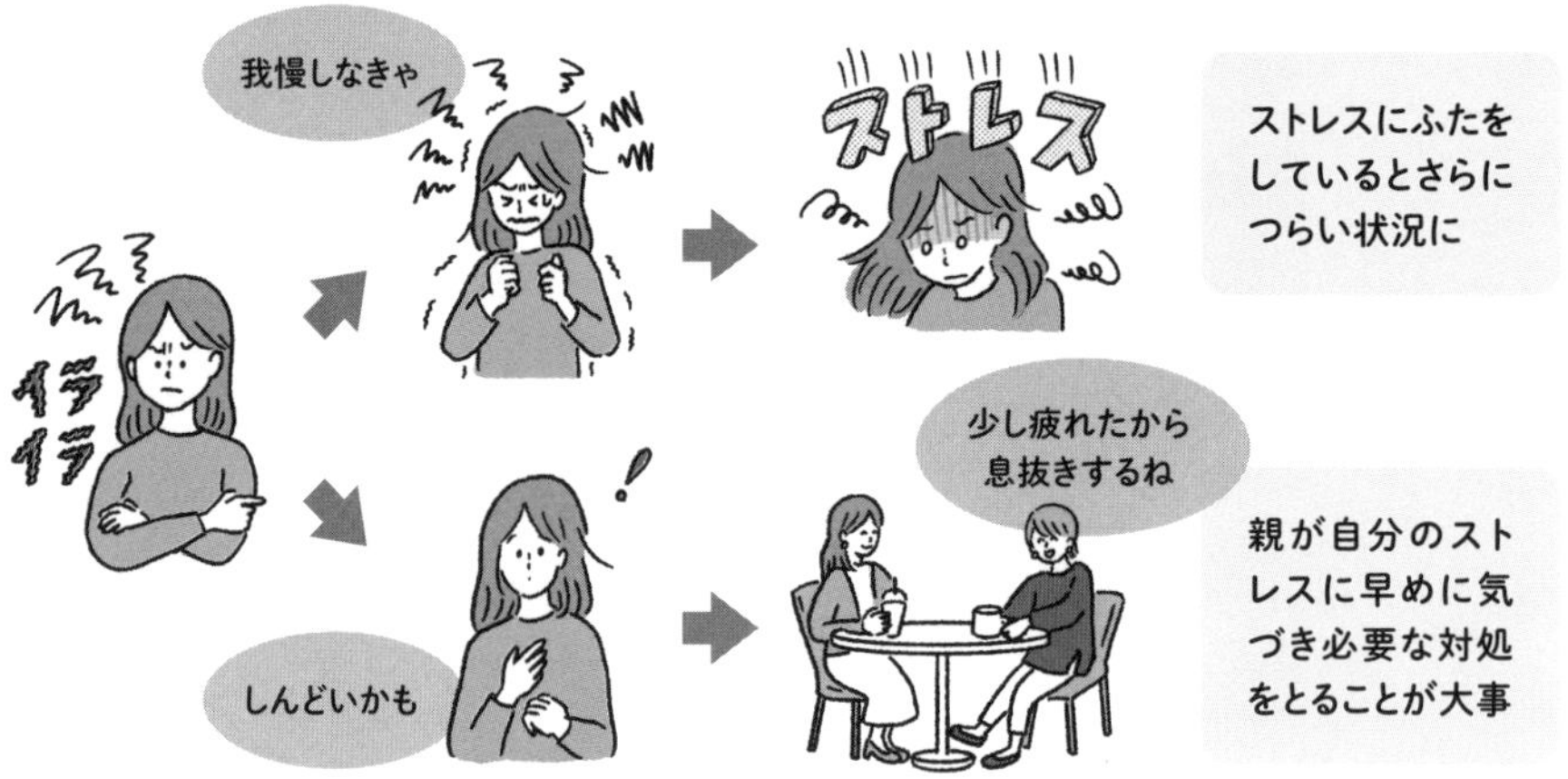
イラ
イラ
我慢しなきゃ
ストレス
ストレスにふたをしているとさらにつらい状況に
しんどいかも
少し疲れたから息抜きするね
親が自分のストレスに早めに気づき必要な対処をとることが大事

親が趣味や余暇を楽しんでみる

子どもがネットやゲームをやり過ぎないようにずっと見守っていなきゃいけない、だから趣味も楽しみも最近はやらなくなってしまった……親のカウンセリングでは、このようなケースも多いです。

子どもがネットやゲーム以外の楽しみになる活動を増やしていくことが重要であることは、前述のとおりです。しかし、その前に親が趣味や余暇を楽しめていない場合は、まず親が楽しめる時間をつくることをおすすめします。このときに、必ずしも子どもと一緒でなくてもOKです。まず親が自分自身のために楽しめる時間をつくってほしいのです。

山登りやジムに行くこと、カフェめぐり、釣り、料理などもともと好きだったけど、最近できていないことがあれば再開してみましょう。

親が趣味や余暇を楽しんでいる姿を子どもに見せることが子どもによい影響を与えることもあります。例えば、お土産を買ってきたときに子どもが興味を示してきたらチャンスです。一緒に関連するWebサイトや雑誌を見て面白さを教えてあげてみるのもよいですし、すぐにできそうなことなら「ちょっと一緒にやってみる？」とその場で誘ってみてもよいです。

このように段階的に子どもを活動に巻き込んでいき、最終的には家族で趣味や余暇を共有して一緒に過ごす時間が増えたら喜ばしいことです。

親が趣味を楽しむことで子どもも巻き込む機会にも

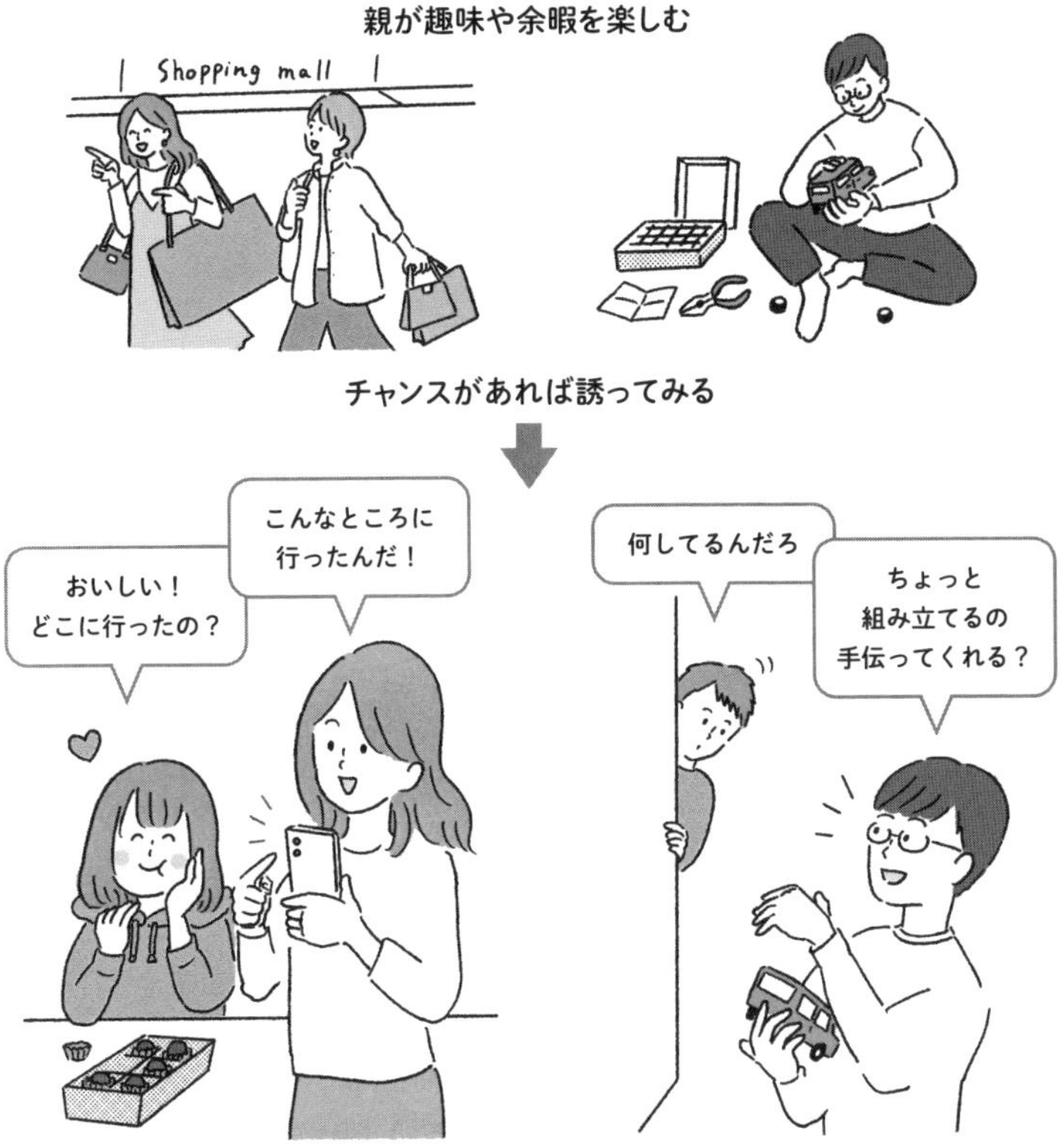
親が趣味や余暇を楽しむ
Shopping mall
チャンスがあれば誘ってみる
こんなところに行ったんだ！
おいしい！どこに行ったの？
何してるんだろ
ちょっと組み立てるの手伝ってくれる？

関わり方3

子どものネット・ゲーム依存を理解するための視点

ネット・ゲーム依存に関連する要因

ネットやゲームに夢中になっているすべての子どもが、依存症になるわけではありません。とはいえ、特別な人だけがなるものでもなく、誰しも依存症になる可能性はあります。

それでは、ネット・ゲーム依存の場合は、どういった要因が関連しているのでしょうか。現在、研究によって下のようなネット・ゲーム依存のリスク要因が、少しずつ明らかになっています。

このようなさまざまな要因・条件が重なり、絡み合うことで、依存せざるをえない状況が生じ、そこに心理的な苦痛を緩和できるネットやゲームの存在があったことで、依存に至るのではないかと考えられます。

リスク要因として指摘されているもの

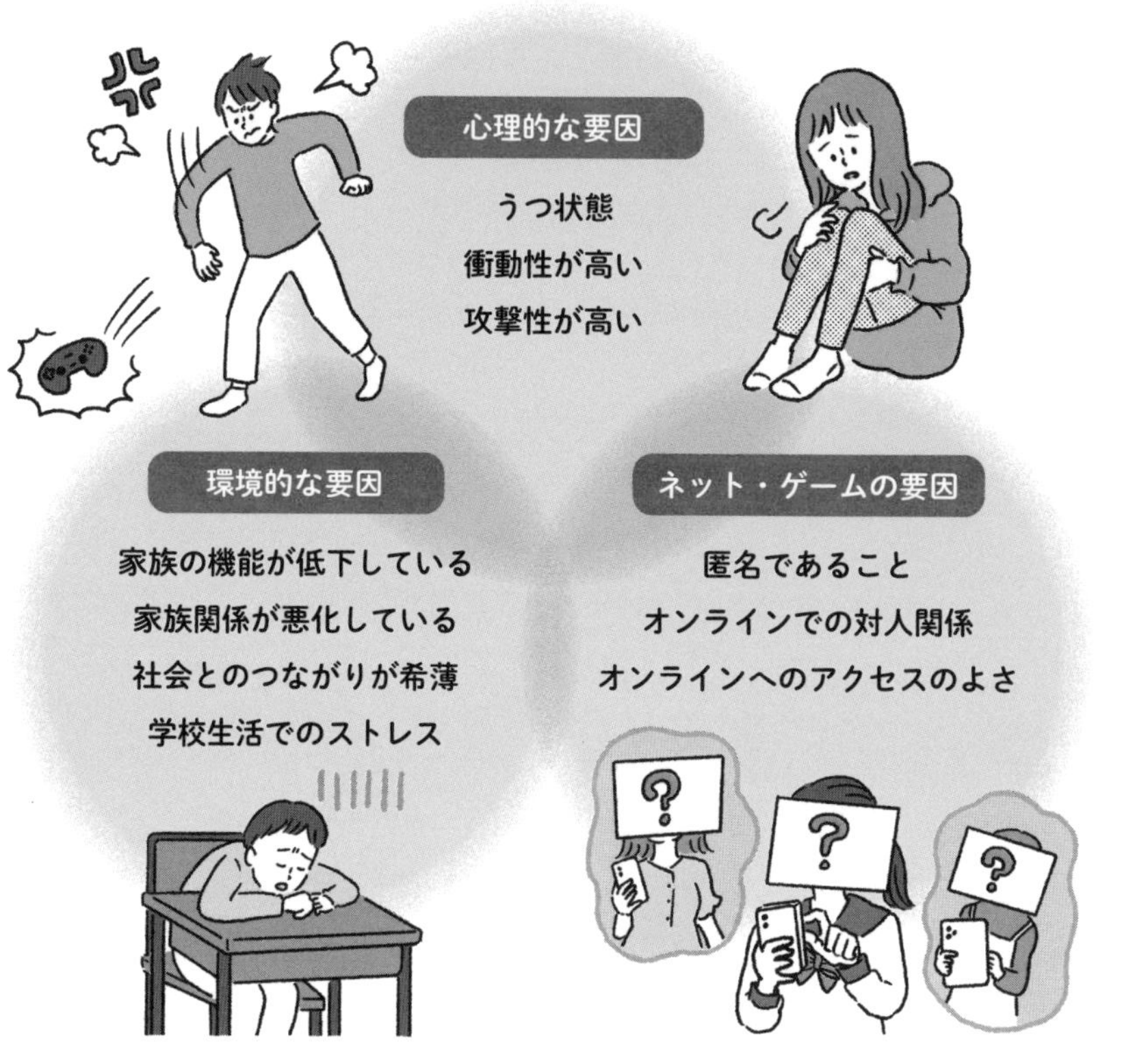
心理的な要因
うつ状態
衝動性が高い
攻撃性が高い
環境的な要因
家族の機能が低下している
家族関係が悪化している
社会とのつながりが希薄
学校生活でのストレス
ネット・ゲームの要因
匿名であること
オンラインでの対人関係
オンラインへのアクセスのよさ

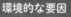

つらさから逃げるための自己治療仮説

依存症を理解する際に支持されている理論として、ハーバード大学の精神科医カンティアン（Khantzian）が１９８０年代に提唱した「自己治療仮説」があります。この仮説では、果てしない快楽を求めて依存対象を使用し続けるのではなく、心理的な苦痛の減少や緩和を求めているのであって、つらさや苦しさを自分で癒そうとしているのではないかと考えます。

この視点に立つと、本人に対して叱責することやネットやゲームの取り上げは、さらに苦痛や孤独をもたらしてしまう関わりであり、問題の解決にはならないということが理解できます。

「そうならざるをえなかった」本人のつらさや困り事をまず理解していくことが必要なのです。

また、依存の早期発見や予防においても、いつもより子どものネットやゲーム時間が長いことや、やめにくそうな様子が見受けられた場合には、本人がストレスや苦痛を抱えているサインかもしれないと考えてみましょう。

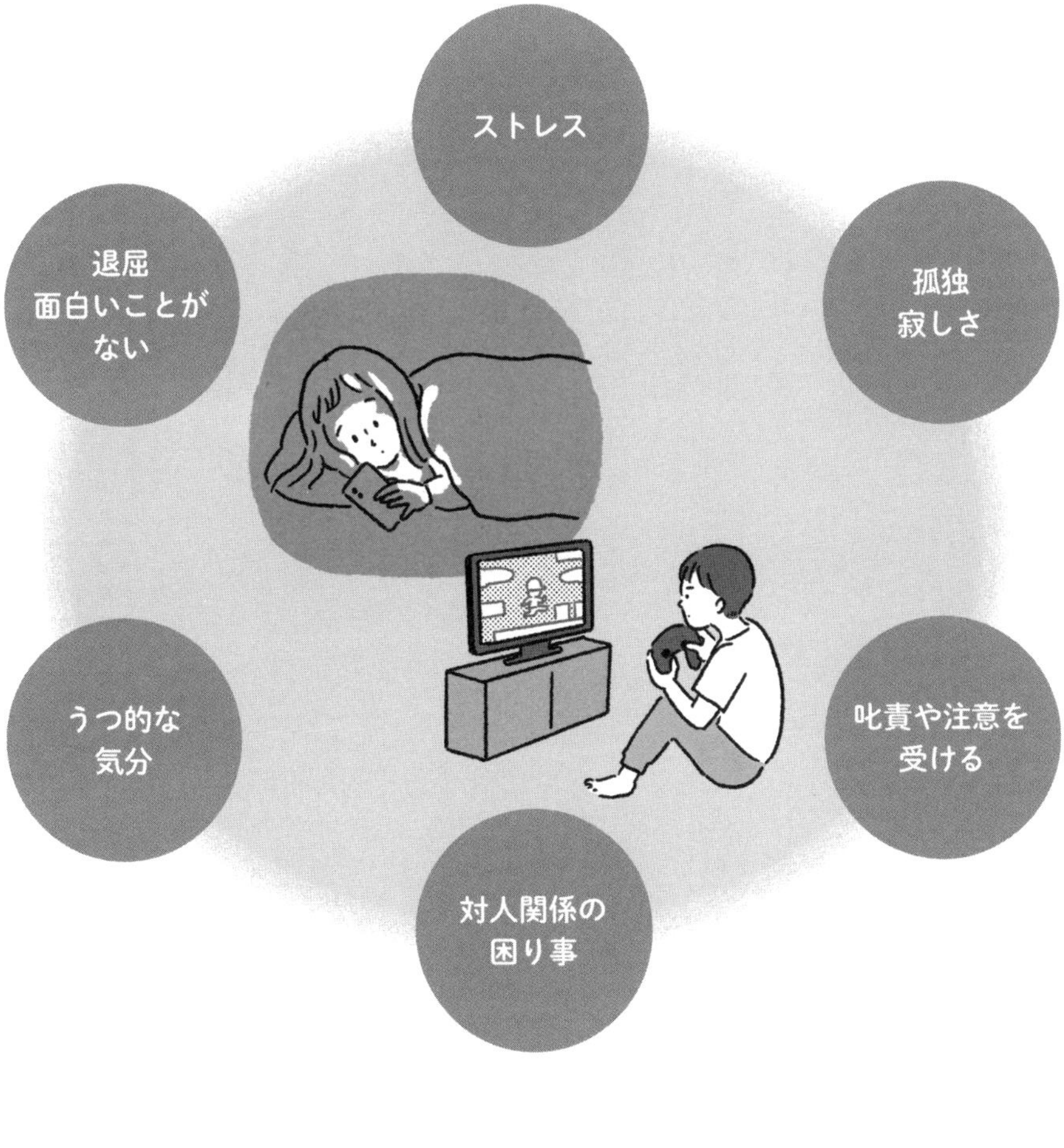

関わり方 4

子どもと話をするときに気をつけることは？

子どもと同じように好きにならなくてもOK

　子どもが夢中になっている動画やゲーム、SNSについて親子でオープンに話せるようになることは重要ですが、必ずしも子どもと同じ熱量で好きになる必要はありません。

　好きにならなければと考えると義務感になり、ネットやゲームの話をするのが苦痛になることさえあるかもしれません。自分自身が好きか好きでないかという判断をするのではなく、子どもがどのようなことに興味をもっているのか、あるいはどのような魅力を感じているのかを理解することができればよいのです。

拒否・否定をしない

　話を聞いていると「チート」「キル」「フォロバ」など聞いたことのない、あるいは意味がわからない用語が次々に出てきて、話についていけないこともあるでしょう。そのようなときは、「わからないから」と話を止めてしまいたくなります。

　また、「あおられてムカついた」などネガティブな話題が出ると、「そんなこと言わないの」と否定したくなる場合もあるでしょう。

　そこで、話をやめたり、否定や批判したりすることはいったん脇に置いてほしいのです。拒否や否定をしてしまうことで、子どもは受け入れてくれていないと感じ、話をしてくれなくなってしまいます。

　ジャッジするのではなく、まず話を受け入れることから始めてみましょう。

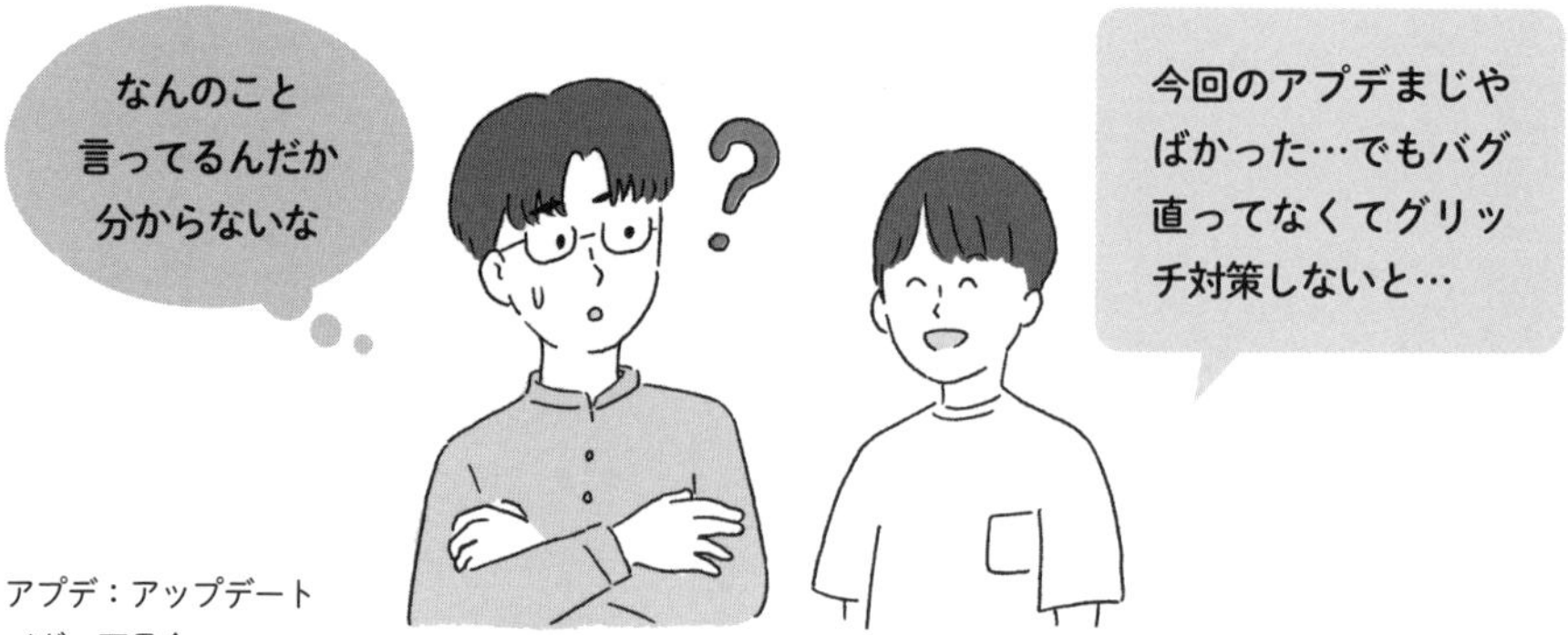
今回のアプデまじやばかった…でもバグ直ってなくてグリッチ対策しないと…
なんのこと言ってるんだか分からないな
?

アプデ：アップデート
バグ：不具合
グリッチ：バグを利用して攻撃する不正行為

話を受け入れ、広げるコツ

子どものネットやゲームの話を受け入れるコツをお伝えします。

●承認する

わからない部分はあったとしても相手がどんなことを伝えたいのかを把握できた場合は、「ゲームでそんな気持ちになることがあったんだ」など子どもの気持ちや感情に寄り添う言葉をかけてみます。もし早口で何を言いたいのかわからなくても「たくさん話してくれてありがとう」など、話してくれたこと自体を承認してもよいと思います。

●わからないことは素直に聞く

まず子どもの話に対して承認したうえで、わからないことは素直に子どもに聞いてみると、いろいろと教えてくれて話が広がりやすくなります。できればスマホやパソコンを使って、その場でわからない用語を検索したり、ゲーム画面を一緒に見てみたりすると理解しやすいですし、盛り上がりやすくなります。

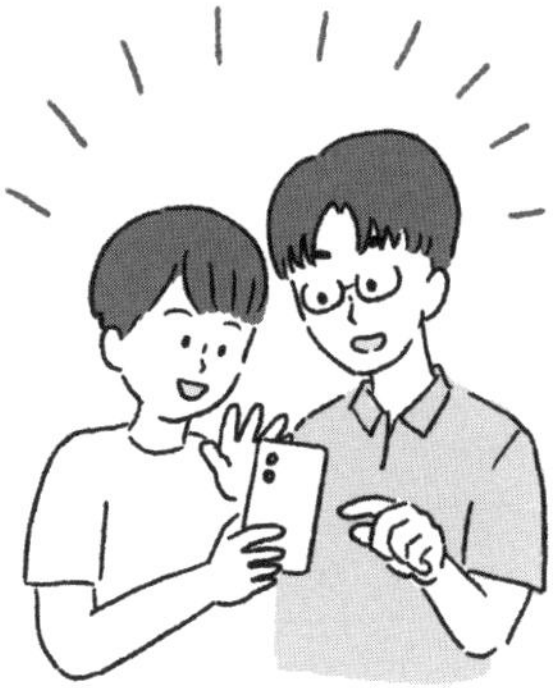

●リフレーミングを活用する

カウンセリングの技術にリフレーミングというものがあります。リフレーミングとは、物事を見る枠組み（フレーム）を変えて、別の視点で捉え直すことです。そうすることで、ポジティブな解釈がしやすくなります。ネガティブな話題や思わず否定したくなるような話題が出たときに活用してみるとよいでしょう。

【例】

「ゲームを全然やめられないんだよ」

⇩**「やめられないことを自分で感じているんだね」**

「SNSだけが癒しなの」

⇩**「癒しを求めているんだね」**

「親が決めたルールには従いたくない」

⇩**「自分で決めていくことが重要なんだね」**

「一緒に」やってみるのもおすすめ

動画やSNSを一緒に共有する、ゲームを一緒にやってみるといった関わりも有効です。ゲームを実際にやることに関して苦手意識がある人は、初心者向けのゲーム実況動画や芸能人や人気YouTuberが配信しているものを見るだけでもよいと思います。

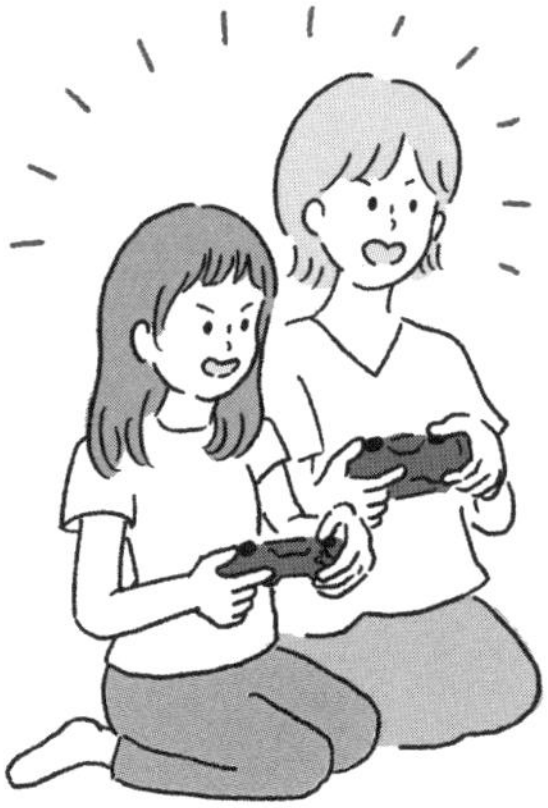

関わり方5

支援施設でゲームをしているのはやめさせるべき？

放課後等デイサービスなど支援施設に期待される役割

フリースクールや放課後等デイサービス、学童保育クラブなど子どもの支援施設や居場所の役割は、ネット・ゲーム依存においても重要です。

自宅はネットやゲームをしやすい場所であり、ネットやゲームに関連する刺激にあふれています。自宅で過ごしていると、どうしてもゲームをしたいという葛藤を感じやすく、ネット・ゲーム以外の活動を増やしていくことには難しさがあります。

そこで、日中や放課後に自宅以外にも子どもにとって安全で安心できる環境を提供していくことが求められるのです。

支援施設でのネットやゲームの使用をどのように扱うか

依存傾向のある子どもが支援施設でスマホやタブレットに触って動画やゲームをしている場合、どのように対応するとよいでしょうか。その施設の約束事として禁止せざるを得ないこともあろうかと思います。その場合、子どもがそこで学習支援を受けたいとか、興味のあるプログラムに参加したいというニーズをもっているのであれば、試しにそちらに参加してみることを促してもよいでしょう。

しかし、まずは自宅以外の環境に身を置いてみることが最初のステップとなる場合、その子どもにとってスマホやタブレットは、お守りのような存在であるかもしれません。依存状態では、依存対象のネットやゲーム以外の興味や関心が低下し、ネットやゲーム中心の生活になっていることがほとんどです。

そうした背景を踏まえると、多くの場合は、最初から手放すことが難しいことは理解できるでしょう。できれば、必ずしも禁止はしないという柔軟な選択があってよいように思います。

まずは自宅以外で過ごせるように

まずは支援施設につながり続けることが大切です。支援施設で過ごすことを定着させるためには、子どもにとって何が楽しみ（ごほうび）となるのかを考えます。ほとんど1日中ネットやゲームをしている子どもの場合は、一緒にネットやゲームをやってみることやその話題を十分に話せることなどネット・ゲーム関連の活動が楽しみである確率が高いと考えられます。

ネットやゲームのことを安心して支援者と話せることで関係づくりができる可能性が高まります。

関係が築けてきたら、ネットやゲームをしない時間をつくってみる

支援者との関係を築き、比較的支援施設で過ごす頻度や時間が増えてきた段階では、ネットやゲームをしないで過ごす時間もつくれないかを探っていきます。同世代の子どもと一緒に活動すること、何かのお世話をすること、作業をこつこつやることなど、どんなことがその子どもにとってマッチするのかを観察してみます。そして、最初は部分的に、あるいはお試しとして、他の活動を促していきます。

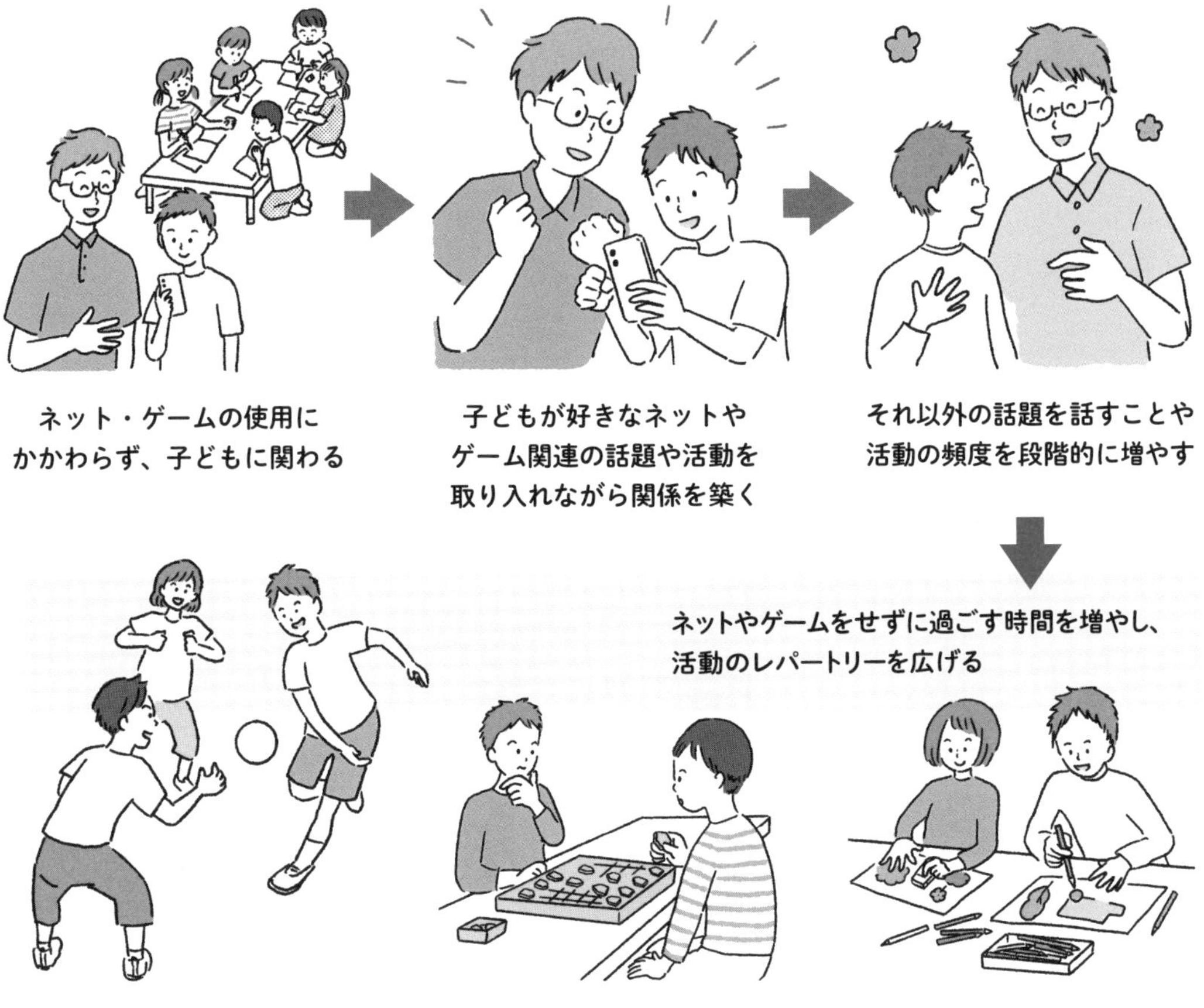
ネット・ゲームの使用にかかわらず、子どもに関わる
子どもが好きなネットやゲーム関連の話題や活動を取り入れながら関係を築く
それ以外の話題を話すことや活動の頻度を段階的に増やす
ネットやゲームをせずに過ごす時間を増やし、活動のレパートリーを広げる

おわりに

最後までお読みいただきありがとうございました。

カウンセリングをしている中で、よい方向に変化していく一つの要素として、家族が柔軟でポジティブであることがあげられます。家族が自分を責めたり、子育てに自信をなくしていたりするケースには、まず家族が子どもの行動にかかわらず、元気でいられるようサポートをしていきます。

家族が元気になってくると、悲観的な考えから「大丈夫」「できる」という考えに変化していき、子どもへの関わり方もポジティブになっていきます。

本書でも、子どものネット・ゲーム依存について不安を感じる家族が「これだったら自分にもできそう」「見通しがもてた」というポジティブな気持ちが生まれるよう執筆してきました。

本書の中で、まずできそうだと思ったことや必要そうだと感じたことから、ぜひ生活の中に取り入れてみてください。とはいえ、頭ではわかっていたとしても、いざやってみるということは困難が伴うかもしれません。あるいは、うまくできないかもしれないと思って、実践するのをためらってしまうかもしれません。

そんなときは、100%でなくてもよいので、小さな一歩から始めてみてほしいのです。「今日は子どもがどんなゲームをしていたのか話を聞いてみよう」「ペアレンタルコントロールの設定を確認してみよう」など、自分にできる範囲からで大丈夫です。

実践したとしても、子どもから思うような反応が返ってこないこともあるでしょう。それでも、根気強く続けてみてください。少し時間がかかるかもしれません。子どもを直接的に変えることはできませんが、自分自身の行動を変えてみることはできます。自分が子どもに対してよりよい関わりが「できた」という感覚を大切にすることも大事です。

最後に本書のきっかけをつくってくださったGakkenの相原さん、素敵なイラストを描いてくださった梶浦さん、佐々木さん、こにしさん、関係するすべての方々に心よりお礼申し上げます。

2023年7月　森山沙耶

専門家が親に教える
子どものネット・ゲーム依存
問題解決ガイド

2023年8月8日　第1刷発行

著　　者　森山沙耶
発 行 人　土屋　徹
編 集 人　滝口勝弘
企画編集　相原昌隆
イラスト　梶浦ゆみこ・佐々木奈菜・こにしかえ
デザイン　政成映美

発 行 所　株式会社Gakken
〒141-8416 東京都品川区西五反田2-11-8
印 刷 所　大日本印刷株式会社

●この本に関する各種お問い合わせ先
・本の内容については、下記サイトのお問い合わせフォームよりお願いします。
https://www.corp-gakken.co.jp/contact/
・在庫については　Tel 03-6431-1250(販売部)
・不良品(落丁、乱丁)については　Tel 0570-000577
学研業務センター　〒354-0045 埼玉県入間郡三芳町上富279-1

●上記以外のお問い合わせは
Tel 0570-056-710(学研グループ総合案内)